西南大学应用经济学一级学科博士点建设系列丛书（第一辑）

国家自然科学基金（71603218）、重庆市人文社会科学重点研究基地重点项目（16SKB057）、中央高校基本科研业务费创新团队项目资助（SWU1709115）、中央高校基本科研重大项目（SWU1809022）、西南大学学科建设专项经费资助

公共事业部门监管体制的经济学分析

——基于多委托人共同代理的视角

刘自敏 ◎ 著

中国财经出版传媒集团

中国财政经济出版社

图书在版编目（CIP）数据

公共事业部门监管体制的经济学分析：基于多委托人共同代理的视角／刘自敏著 . —北京：中国财政经济出版社，2018.3

（西南大学应用经济学一级学科博士点建设系列丛书 . 第一辑）

ISBN 978 - 7 - 5095 - 8004 - 2

Ⅰ. ①公…　Ⅱ. ①刘…　Ⅲ. ①医疗卫生服务 - 投入产出分析 - 中国　Ⅳ. ①R199.2

中国版本图书馆 CIP 数据核字（2018）第 002962 号

责任编辑：杨　骁　　　　　　责任校对：徐艳丽

中国财政经济出版社 出版

URL：http://ckfz.cfeph.cn

E - mail：cfeph@cfeph.cn

（版权所有　翻印必究）

社址：北京市海淀区阜成路甲 28 号　邮政编码：100142

营销中心电话：010 - 88191537

天猫网店：中国财政经济出版社旗舰店

网址：https://zgczjjcbs.tmall.com

北京财经印刷厂印刷　各地新华书店经销

880 × 1230 毫米　32 开　7.625 印张　180 000 字

2018 年 6 月第 1 版　2018 年 6 月北京第 1 次印刷

定价：42.00 元

ISBN 978 - 7 - 5095 - 8004 - 2

（图书出现印装问题，本社负责调换）

本社质量投诉电话：010 - 88190744

打击盗版举报热线：010 - 88191661　QQ：2242791300

前　言

　　本书研究了多委托人多任务场景下的公立医院监管问题。在对我国医疗改革的现实背景及相关理论进行文献综述的基础上，基于公立医院是医疗改革的焦点和难点这一基本事实，全面分析了公立医院在我国医疗卫生服务事业中的地位和作用，探讨了我国公立医院监管体制的演变，并对公立医院的多委托人、多任务之间的关系进行了分析和说明；实证分析了我国医疗服务产出的动态绩效，理论分析了不同信息条件下、不同博弈时序下的激励监管均衡，并提出了一种多委托人多任务框架下的相机监管机制。具体来说，本书包括如下几方面的内容。

　　第一，梳理了公立医院监管的理论与实证文献。从委托代理理论的角度，对公立医院监管的理论基础——共同代理，从博弈的时序和次数、不同的信息特征、代理人选择委托人的方式、委托人的差异化类型等角度进行了归纳；并归纳了共同代理在销售、金融和保险等市场的实证结论。具体到公立医院监管中，从国内与国外两个角度分析了公立医院改革与监管的理论与实践方法，并分析了影响监管者行为的利益集团的研究现状。

　　第二，对我国公立医院监管体制进行了演进分析和国际比较。首先利用统计年鉴数据分析了我国医疗事业及公立医院的发展；其次基于不完全契约理论分析了公立医院在我国医疗卫生事业中的主体地位，并分析了改革开放前后我国公立医院监管体制的特征，以及利益集团的演进的特征；最后，对国际上的公立医院监管类型进行了归纳和比较分析。

第三，从宏观实证与微观案例的角度分析了我国公立医院的发展及监管绩效。基于我国分省的统计数据，利用网络数据包络分析方法实证分析了我国医疗卫生投入的动态绩效，并分析了东、中、西部的效率是否收敛；基于我国公立医院改革试点的微观案例，归纳了 17 个试点地区的监管模式；在此基础上对公立医院运行过程中所面对多委托人、多任务之间的关系进行分析，并总结归纳为经济性与公益性监管者与目标。

第四，从契约理论的角度对我国公立医院的监管模式进行理论研究和运行体制设计。首先研究和对比了传统委托—代理理论的基准模型和分析框架；其次对不同信息条件下的公立医院激励均衡作出分析，再分析了不同博弈时序下的公立医院激励均衡。指出任务之间的替代性是导致监管者间不合作和激励低效的根本原因，在此基础上，提出公立医院的相机监管机制，将经济性与公益性目标的替代关系转换为互补关系；最后，提出公立医院监管机制的实施策略。

本书对多委托人多任务共同代理框架下的公立医院监管进行了较为深入的研究。主要的创新之处可归纳为如下几个方面：

第一，完整梳理了共同代理理论及其在公立医院监管中的应用研究，并归纳和总结了国外公立医院监管模式以及我国公立医院改革试点地区的监管模式，为医疗改革及公立医院监管提供了理论分析和比较研究的基础。

第二，利用网络 DEA 方法较好地统一了医疗卫生绩效评价中的投入和产出分类问题，并引入了医疗服务质量类指标，这为更好地评价医疗服务的实际绩效，改变我国医疗卫生投入的粗放模式，改善"医武竞赛"提供了分析工具。

第三，对公立医院监管的多委托人和多任务进行了分析和归纳，并根据不同监管人的特征、不同任务间的关系归纳出经济性与公益性两大类监管者和目标，以及这两类目标冲突导致的医疗服务问题——供方诱导需求，并从时间维度分析了这两类目标可能的关系演化。

第四，提出了公立医院的相机监管机制。由于经济性目标和公益性目标的替代关系，通过分析经典理论模型指出传统的基于绩效的线性激励契约难以实现激励和监管的高效，提出构建相机监管机制实现两类目标之间的关系转化，以实现不同监管者之间的合作和激励监管的高效。

刘自敏

2017 年 12 月

目　录

第1章

导　　论

1.1　问题提出

　　2009 年以来确立的我国医疗卫生行业改革的基本目标是：建立覆盖全民的基本卫生保健制度，实现人人享有基本医疗卫生服务（陈竺，2008；高强，2009；李克强，2011）。即：（1）对于城乡全体居民，实现基本医疗卫生的基础服务和保障覆盖，通过实现医疗卫生服务的公益性质，为人民群众提供具有安全、有效、方便、价廉等特征的基本医疗卫生服务；（2）调动广大医疗卫生人员的积极性、创造性，正确处理医务人员与人民群众的利益关系，把医务人员的积极性引导到增加和改善医疗卫生服务上来；（3）努力实现医疗体制与经济社会的协调发展，医疗体制的发展需要与政府、社会和人民群众对于医疗卫生支出的负担能力相适应。

根据 2013 年发布的《2012 年我国卫生和计划生育事业发展统计公报》显示，截止到 2012 年末，与民营医院相比，公立医院仍然是我国当前医疗服务承载的最重要的载体。见表 1－1。

表 1－1　　　公立医院在我国医疗服务事业中的比例

	公立医院	民营医院	公立医院占比
医院数（个）	13384	9786	57.76%
床位数（张）	3579309	582177	86.01%
人员数（万人）	428.2	65.5	86.73%
卫生技术人员（万人）	355.5	50.2	87.63%
诊疗人次（亿次）	22.9	2.5	90.16%
入院人数（万人）	11331	1396	89.03%
病床使用率（%）	94.30	63.20	
出院者平均住院日（天）	10.2	8.3	

从表 1－1 可以看出，无论从医院数量、规模、服务人次数、服务利用率，还是从患者对大重病的依赖上看，公立医院都是承担我国医疗卫生服务事业最为主要的机构群体。但是，在中共中央、国务院印发的《关于深化医药卫生体制改革的意见》《医药卫生体制改革近期重点实施方案（2009—2011）》提出的重点抓好的五项改革内容中，相对于其他四项（加快推进基本医疗保障制度建设、初步建立国家基本药物制度、健全基层医疗卫生服务体系、促进基本公共卫生服务逐步均等化）而言，公立医院改革试点这一项的推进的速度较慢、遇到的阻力较大、取得的成果较少，尚未取得突破性进展。推进公立医院改革成为新医改各项工作中最为复杂艰巨的任务。根据《全国深化医药卫生体制改革三年总结报告》显示，三年中，公立医院改革试点有序推

进，在 17 个国家试点城市、37 个省级试点城市，超过 2000 家公立医院，开展了改革试点，但由于公立医院是我国医疗服务体系的主体，医药卫生事业发展中的许多问题反映在公立医院。公立医院是医改的重点和难点，改革中还存在许多问题，我国公立医院"以药补医"及其引发的矛盾还很突出。然而，公立医院改革又是整个医改的核心环节，无论是医疗保障、基本药物、公共卫生还是基本医疗在很大程度上都要以医院，尤其是要以公立医院作为载体。并且，公立医院承担着社会使命，包括紧急救灾医疗服务、医学教育以及其他特殊需求等。

2009 年根据国务院办公厅的要求，选出 16 个具有代表性的城市作为公立医院改革试点城市，东部地区的 6 个城市是：辽宁省鞍山市、山东省潍坊市、江苏省镇江市、上海市、福建省厦门市和广东省深圳市；中部地区的 6 个城市是：黑龙江省七台河市、河南省洛阳市、湖北省鄂州市、安徽省芜湖市、安徽省马鞍山市和湖南省株洲市；西部地区的 4 个城市是：青海省西宁市、陕西省宝鸡市、贵州省遵义市和云南省昆明市。2011 年 6 月，北京成为第 17 个公立医院改革试点城市。

2010 年 2 月，卫生部、中编办、国家发改委、财政部和人力资源和社会保障部印发了《关于公立医院改革试点的指导意见》，该指导意见针对公立医院的日常管理体制、法人治理结构、运营服务体系、内部运行机制、激励补偿机制、内外部监管机制、人员培训制度和积极推进多元化办医等多方面提出了公立医院改革的指导意见。

在 2009—2011 年 3 年中，国家及各级政府投入了大量的资金及人力于公立医院中，在政策上，专门针对公立医院发布了配套文件《关于公立医院改革试点的指导意见》。资金支持上，全国财政医疗卫生支出，3 年累计 15166 亿元，其中中央财政 4506

亿元，其中大部分流向以公立医院为载体的医疗服务中。

在进行阶段性总结后，我国又陆续颁布了深化公立医院改革的各项措施。2012 年 10 月，国务院印发《卫生事业发展"十二五"规划》，明确指出，制约卫生事业发展的体制机制问题日益凸显，医改进入攻坚阶段；公立医院改革需要深化拓展，全面加强医疗服务管理，尤其要强化医疗服务监管。在"十二五"期间，推进公立医院改革，建立统一、高效、权责一致的公立医院管理体制，强化卫生行政部门规划、准入、监管等全行业管理职能等。2013 年 10 月国务院发布《关于促进健康服务业发展的若干意见》，再次提出切实落实政府办医责任，合理制定区域卫生规划和医疗机构设置规划，明确公立医疗机构的数量、规模和布局，公立医疗服务机构必须坚持其面对城乡居民的主导性基本医疗服务提供者的地位，同时通过不断深化公立医院的相关人事制度改革，以及不断对公立医院人事制度改革进行深化，完善我国健康服务法规的标准制定和监管等。

2013 年 11 月党的十八届三中全会发布了《中共中央关于全面深化改革若干重大问题的决定》（以下简称《决定》），该《决定》就深化医药卫生体制改革等方面明确指出，医疗保障、医疗服务、公共卫生、药品供应、监管体制综合改革等方面需要统筹推进。其中，具体涉及公立医院的内容包括以下 3 个部分：（1）加快公立医院改革步伐，落实公立医院改革中的政府责任，并建立起科学的医疗绩效评价机制以及适应医疗卫生行业特点的人才培养与人事薪酬激励补偿制度。（2）加快事业单位分类改革，逐步加大政府购买公共服务的力度，积极推动公共事业单位与主管部门理顺关系以及去行政化，通过创造一定的条件而能够逐步取消学校、科研院所、医院等单位的行政级别。通过建立起事业单位法人治理结构，继而推进有条件的事业单位转为企业或社会组织。（3）积极鼓励与推进社会化办医，优先支持举办非营利性的医疗服务机构。通过多种形式鼓励社会资金参与到公立医院的改制重组中来。

但在大量的投入下，公立医院的改革取得的产出并不令人满意。首先，看病贵、看病难问题仍未缓解，作为承载主要医疗服务的公立医院，其改革措施成效不大；其次，医疗服务的满意度并未上升，尤其体现在医患关系的恶化上，近年来，"医闹""杀医"现象愈演愈烈，而且主要发生在公立医院中，如 2013 年温岭杀医案，甚至与雾霾、转基因等高热词一并入选 2013 年中国十大健康传播热门话题，当然这也与公立医院是主要的服务载体有关，但其出现的频率及恶劣的社会影响却越来越大。

公立医院的投入产出比不高，有其更深入的体制原因。在政策制定上，公立医院的改革与管制，尤其是在方向性的监管体制政策的制定上，没有明确的总体性改革制度出台。这同时直接影响了公立医院的微观管理体制的改革推进，进而影响公立医院的总体目标实现。在改革推进上，公立医院改革的滞后进一步影响到医疗卫生改革的整体推进，使得公立医院体制改革成为本轮医疗卫生改革的重点，也成为当前医疗改革的难点所在。由于医疗卫生是关系到国计民生的基础性行业，改革与监管的滞后性导致医疗卫生行业成为社会关注的焦点、改革的难点，公立医院改革的成功与否将直接决定医疗改革的成败。

公立医院是实现我国医疗卫生行业改革目标的中坚力量，一方面，由于公立医院的国有或集体性质，公立医院将主要承担医疗卫生服务的公益功能，尤其是在民营医院通过市场选择不愿意进入的经济落后、市场狭小、偏远农村等地区，公立医院将必须承担和履行其公益性质，为实现基本卫生制度全覆盖而努力；另一方面，公立医院当前承担了我国医疗服务量的绝大部分，只有公立医院的激励约束机制正确的制定与执行，整个行业的服务水平才能真正地提高，医患关系才能得到真正的改善，同时，只有有效地制定公立医院的监管与改革措施，医疗体制才能与其他行业协调发展，并共同推动整个社会的发展。李克强（2011）指出，公立医院改革不到位，看病贵、看病难的问题不明显缓解，医改的成效、政府的投入、群众的实惠、社会的评价都会大打折扣。所以说，公立医院改革是社会关注的焦点，也是医改的重要风向标。而当前公立医院改革的主要任务，就是探索改革的路径，推进机制体制创新。

1.2　研究意义

当前在政事合一、管办合一、医药不分、营利性与非营利性不分的监管体制下，我国存在多个公立医院的政府监管机构。包括卫生部、发改委、财政部、劳动和社会保障部、食品药品监督局等。作为多个政府管理机构任务的承担者与代理人，公立医院面临着多个委托人（规制者）的不同激励与管制制度的约束，对于单一的公立医院代理人主体，每个委托人（规制者）只负责整个公立医院监管的部分规制职能，如服务质量、市场准入、服务价格、人员编制、药品供给等，他们都有自己不同的规制目标。卫生部主要负责行业日常运行管理监管；发改委主要负责公立医院的医疗服务价格、基建和大型设备投资监管；公立医院的日常经费与补偿由财政部监督；人事和干部管理主要由劳动和社会保障部负责；药品质量监管主要由食品药品监督局负责；民政部负责贫困人口公共救助；医疗保险机构决定医院的收入。当前公立医院的权力至少分散在八个部门（萧庆伦，2011），当前公立医院的监管体系呈现出碎片化、分割化、监管方式单一化等特征（胡善联，2011）。这些不同部门的规制手段对公立医院改革的作用是相互影响、相互制约甚至相互冲突的。由于公立医院的公立性质，再加上公立医院自身提供的产品与服务的特殊性，国有企业共有的监管难题在公立医院监管上体现得更为明显。我国公立医院的监管体制已经不是简单修修补补可以做好的，公立医院改革需要顶层设计（李玲，2011）。

在这种现实背景下，如何设计出合理的以政事分开、管办分开为特征的公立医院政府监管体制，具有强烈的理论与现实挑战性。根据《新帕尔格雷夫经济学大辞典》中的"管制"（Regulation）词条，管制是指政府为控制价格、销售和生产决策等而采取的各种行动，政府公开宣布这些行动是要努力制止不充分重视"社会利益"的决策。国内外诸多学者包括 Viscusi、Spulber、植草益、Samuelson 等，均对监管（或称为管制、规制）做出了定义，其基本内容为具有法律地位、相对独立的管制者，按照一定的法规对被管制者所采取的一系列行政管理与监督行为（王俊豪，2007）。与监管相对，管理是利用管理手段（如计划、组织、指挥、协调、控制等）实现组织目标的过程，管理活动更为细致，管理者参与到组织目标的实现过程中。而监督则是指察看并加以管理，通常包含了监视或视察的环节，并在此基础上督促、管理。监管与管理或监督相比，其控制措施更为制度化，但通常不涉及组织的具体生产运营；而管理或监督则更为细致，可能涉及组织的生产运营。

在理论上，公立医院政府监管的理论基础——多委托人（Multiprincipal）共同代理（Common Agency）理论是当前激励理论和现代组织理论的研究热点与难点，由于多委托人带来的多目标、多目标之间的关系差异、代理人对多委托人任务的选择、外部性、序贯与动态共同代理、共同代理与合作博弈、共谋等问题，多委托人问题大大拓展与改变了传统的单委托人——单代理人问题的博弈均衡解的存在性、稳定性、存在范围等结论。当前医疗改革的核心就是公立医院的高效运行与合理监管，直至当前，还没有成熟的理论框架得以借鉴。而多委托人共同代理理论为公立医院改革提供了相应的理论基础和现实指导。

在现实中，将多委托人共同代理的最新研究结论应用到政府管制领域，对我国当前的医疗改革而言，更具有强烈的现实意义，通过分析我国公立医院不同委托人（监管者）的属性，在此基础上结合多委托人代理的最新理论研究成果，对厘清我国当前为何推动公立医院改革困难、公立医院改革的方向确定、公立医院的合理监管体系确定，都具有很明显的现实意义。同时，多委托人的研究结论应用到规制与反垄断领域，改变了人们对共同代理与竞争关系的认识。

因此，如何在理论上寻求合理和稳定的公立医院多委托人均衡，在现实中解决好我国当前体制下公立医院面临的多委托人的委托代理关系所产生的种种问题，是公立医院改革直至医疗改革能否取得成功的关键所在。本书试图通过对多委托人下公立医院行为的分析，通过监管体制的重构，通过合理的规制结构设计、权力分配和制度安排，最终实现政府的规制目标，即公立医院的改革目标。

同时，公立医院改革与监管也是国际热点，在市场经济发达的国家中，同样存在公立医院，包括军队医院、联邦或地方政府公办的医院等。李玲（2012）指出，目前世界上有130多个国家以公立医院为主，包括英、法、德、澳、新西兰以及北欧等大多数发达国家以及印度、泰国等发展中大国，数据显示，当前在美国、加拿大、德国以及法国，非营利医院所占的比例仍然高达

90%、95%、84%、81%。这些以公立医院为主体的医疗体系都面临着改革监管问题。因此，中国的公立医院改革与监管的理论创新与实践检验对于医疗体制改革这一世界性难题的解决具有国际意义。

并且，我国在养老、城市供水、供气、供热、公共交通、污水与垃圾处理、电信、电力、铁路运输等行业的改革与监管中，均存在监管目标冲突、管制职能分散、管制职责不清等问题，这些行业监管问题在理论上都属于多委托人监管与协调。因此，以典型的公立医院监管为例，研究我国政府部门的多目标监管，不仅能对医疗服务行业的改革发展起到积极作用，对于其他行业的监管改革也具有强烈的现实意义。

1.3　研究方法

从国内外的研究来看，对公立医院监管的研究属于跨学科研究，中心围绕着经济学展开，包括卫生经济学、信息经济学、制度经济学、规制经济学、契约理论、组织经济学等，同时又外延到包括以及管理学、公共卫生学、预防医学等学科。因此，需要运用的理论知识与研究方法也较为广泛，本书主要运用到如下方法进行研究：

1. 实证分析方法。通过对我国公立医院监管的历史演进分析，通过收集整理我国省级卫生投入数据，实证分析了我国不同历史时期政府卫生投入的绩效，以说明不同阶段公立医院的监管绩效。

2. 案例研究方法。通过对我国公立医院监管试点地区的典型案例分析，总结归纳出不同地区的监管特点及优缺点，在此基础上分析多委托人监管的具体特征及其当前在我国的运行状态。

3. 规范分析方法。通过运用信息经济学及机制设计的相关理论，从理论上分析了我国公立医院的监管制度设计，并通过逐步放松研究假设，使得理论研究与现实紧密结合，从而保证了理论研究的可适用性。

4. 比较分析方法。通过对我国国内不同历史时期的制度比较，以及国外不同国家公立医院监管制度的比较，对比分析了不同国家监管体系的优缺点，以及对我国公立医院监管的借鉴之处。

同时，本书在研究过程中，还注意采用归纳与演绎相结合、动态分析与静态分析相结合、宏观与微观相结合的方式，将我国公立医院的发展与监管置于我国经济社会发展的总体环境下，在相关制度同步演进的基础上，得出相应的研究结论。

1.4 研究思路

10

本书遵循发现问题——分析问题——解决问题的研究思路，并由此形成本书的研究结构。通过观察现实提出问题，在此基础上寻找理论支撑，对相关理论进行国内外文献综述，并分析我国公立医院的监管演进过程，分析我国公立医院的监管实际绩效，在此基础上，根据机制设计等相关理论设计出合理的公立医院的监管体制。最后，总结全书的研究成果，找出不足和进一步研究方向。本书的研究思路如下：

在传统单委托人单代理人模型的基础上，在多委托人共同代理模型框架下，理论上结合不对称信息理论，实证上利用参数与非参数计量方法，本书拟对公立医院监管的理论基础、内容、方法以及政策进行研究。

　　理论上，首先，梳理出中国公立医院运行过程中的典型事实，识别出公立医院在改革过程中与一般国有企业、营利性企业（医院）的差异，对公立医院需要实现的目标进行分析。以完全信息和单代理人模型为基准，构建公立医院委托代理模型，并求解其纳什均衡。其次，以多委托人共同代理模型为统一框架，以多委托人间任务的关系分析为起点，基于委托人的任务差异构建多委托人共同代理模型，在 IR、IC 约束下求解出共同代理下的 Nash 均衡解，并比较完全信息下的最优解、不完全信息条件下的合作解及不完全信息条件下非合作解三类解的特征，得到三类场景下的公立医院监管强度比较；最后，进一步加入参数，使得模型更贴近现实，加入序贯与动态条件、考虑博弈中内生变量的演化性质等，并重点分析如何将多委托人间的关系转化为能够合作的互补性质，在此基础上进一步提出实施公立医院监管的具体措施，最终设计出一套能够较好刻画我国公立医院现实监管环境的理论模型。

　　实证上，首先，对我国历次医疗改革中公立医院政策进行梳理，利用卫生统计年鉴数据，整理出公立医院在历次医改过程中的分类绩效指标，并与各类绩效指标的核心主管单位对应，利用事件追踪分析法，研究改革开放后的历次医改（1978—1984；1985—1992；1992—2000；2000—2005；2006—　）过程中，各项绩效指标的主导政策变化及其对绩效的影响程度，利用统计年鉴数据进行卫生投入的动态效率分析。然后，结合当前医疗改革及公立医院试点的最新进展，对典型地区进行案例研究。国际上，追踪不同类型的典型国家公立医院改革数据，如发达国家中的英国、澳大利亚，发展中国家中的泰国、印度，结合中国国情，进行对比研究。

政策建议上，通过对公立医院改革中的理论模型构建与实证研究分析，提出我国公立医院改革与监管完整体系，归纳出典型模式，提出政策框架，为我国政府在推动医疗体制监管与改革方面提供理论依据和决策咨询建议。

具体到各个章节，本书的主要章节结构如下：

第2章就相关理论进行文献综述。本部分首先对公立医院监管的理论基础——共同代理理论进行综述，包括共同代理理论的起源、共同代理的理论进展、共同代理在政府规制问题上的应用、共同代理理论在公立医院改革与监管中的应用，以及国内对共同代理理论的研究，尤其是在公立医院监管中的应用进行了综述分析，并对当前国内外的研究进行了评述，指出其中尤其是国内研究中存在的改进之处。然后，对医疗改革及公立医院监管进行综述。首先以时间为序，对我国历次医疗改革中涉及公立医院监管，尤其是公立医院的多目标监管（包含经济性、公益性等）的相关政策文件和研究进行梳理，同时，也对国外典型国家的公立医院（或非营利医院）监管体系的演化进行整理和分析，尤其是美国、英国、加拿大、德国等发达国家以及印度、泰国等发展中国家的情况进行分析。最后，对多委托人形成利益集团的理论进行综述。通过对西方政治学、政治经济学中对利益集团的定义、刻画及行为分析，分析国内外文献对公立医院监管中多个委托人在利益诉求上的冲突、妥协、转化等的研究。通过对历次医疗改革中公立医院监管方的利益诉求分析，综述利益集团是如何参与和影响政策制定的，以及利益集团对我国公立医院监管政策的影响渠道及其效果。同时，也对国外利益集团在医疗改革中的影响力进行综述，尤其是对美国奥巴马政府医疗改革中的利益集团博弈进行典型分析。

第3章阐述多委托人（利益集团）的形成与我国公立医院

监管体制的演进。首先，通过 1949—2011 年的历年数据分析我国医疗卫生事业及公立医院的发展情况，公立医院在我国的卫生服务中发挥了主体作用。然后，基于不完全契约理论分析了公立医院与私营医院在医疗卫生服务在不同目标上的努力程度差异，指出我国要实现卫生发展的目标必须依赖于公立医院。然后，通过制度分析的方法，研究我国公立医院监管体制的制度演进，以及利益集团形成的路径分析，并对我国公立医院改革及监管的阶段进行归纳，以总结出不同阶段公立医院监管的重点。最后，对我国公立医院监管体制进行国际比较，分析其他国家的监管体制与监管措施对我国公立医院监管改革的影响和借鉴。

第 4 章为公立医院监管体制演变对公立医院绩效的影响。分析历次医疗改革中公立医院监管体制演变对公立医院绩效的影响，通过收集整理省级面板数据，利用非参数的数据包络分析（DEA）方法，对我国历年医疗卫生服务的绩效进行评价，并对东中西部的效率进行了收敛性分析，提出提高效率及共同收敛的措施。针对当前我国公立医院的试点地区，对试点改革地区公立医院监管体制的比较及其对公立医院绩效的影响进行分析，并通过典型案例分析的方法对当前我国公立医院监管的典型方式进行归纳总结。在理论与实证分析的基础上，对历次医改后多委托人（利益集团）力量形成及其评价，对多委托人多任务的特征，以及他们之间的关系进行了分析。

第 5 章对多委托人共同代理框架下公立医院政府监管体制进行设计。利用信息经济学理论、不完全及关系契约理论、机制设计等方法，对共同代理框架下的公立医院监管体制进行设计。首先，对基准模型进行分析，即单委托人单代理人一般模型、单委托人单代理人多任务模型。然后分析多委托人共同代理框架下的公立医院体制设计，包括考虑完全信息条件下，最优均衡的求解；不完全信息条件下，委托人合作，次优均衡的求解，其中又包括不同委托人同时或序贯博弈。再分析不完全信息条件下，委托人不合作，第三优均衡的求解，同样需要分析静态（同时）与动态（序贯）博弈的差异。在此基础上，我们提出了基于相机监管的公立医院多任务监管机制，通过对公立医院经济性与公益性目标的替代关系转换为互补关系，通过相机监管机制实现了对两类目标的高能激励。最后，提出公立医院政府监管体制的现实刻画与实施策略。在实证及理论分析的基础上，对如何实施公立医院的监管体制提出相应的实施策略。首先对监管体制的存在性与稳定性进行分析，提出要实施最优或次优或第三优的监管体制需要的条件，并分析这种机制所得的收益分配方案是否具有稳定性。然后，根据中国的现实场景提出具体的实施策略，包含重构公立医院监管模式的路径选择，由当前监管状态逐步走向最优或次优监管的关键控制点，以及监管体制的具体实施，包括立法、运行、监控等。以及如何从管理制度、经济制度、社会制度等方面对公立医院监管进行规范。

第 6 章为本书的研究结论及展望。对本书的主要研究结论进行归纳，并在此基础上提出政策建议，以及在本研究基础上的下一步可能研究方向。包括对公立医院监管的微观实证检验、关系契约与高维及动态共同代理理论的结合等。

为了更直观地了解本书的研究脉络，我们绘出路线图如图 1 - 1。

14

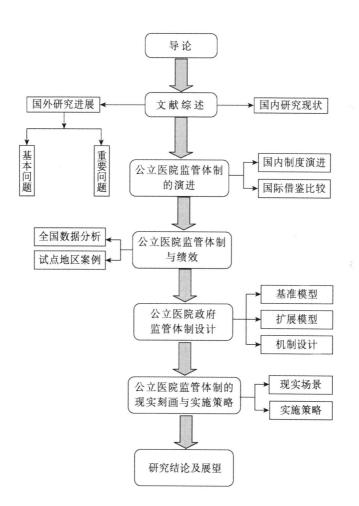

图 1 - 1　技术路线图

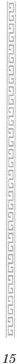

1.5　主要创新点

本书在国内外研究的基础上，针对我国公立医院的发展和监管现状，提出了多委托人共同代理下的公立医院监管的机制设计方案，本研究的特色有：

首先，理论研究与实证研究相结合，本研究既包括对公立医院政府监管体制的理论模型设计，又包括监管政策对公立医院绩效的实证分析。

其次，用机制设计分析工具研究公立医院政府监管体制这一具体的政策设计问题。为此，本研究不但研究最优的公立医院政府监管体制模型，还将探讨公立医院政府监管体制的实施策略。

再次，实证分析采用参数与非参数结合的方法，基于统计年鉴数据，利用非参数方法进行医疗卫生服务的效率分析，利用参数方法进行效率的东中西部收敛性分析。

最后，本研究的研究内容与实际政策关系密切。公立医院改革当前正处于攻坚阶段，公立医院政府监管体制的顶层设计对公立医院以及我国医疗改革改革都将起到决定性的指导作用，本书研究期内，公立医院改革将逐渐由试点走向全面铺开，因此本研究恰逢其时，非常好地契合了公立医院改革的政策要求。

本书在国内外研究的基础上，针对我国公立医院的发展和监管现状，从多委托人—单代理人关系、多任务委托—代理、理性人激励约束机制、信息显示机制、静态及序贯博弈以及相机机制设计等几个方面，做了一些创新性工作，主要体现在：

第一，在多委托人共同代理的整体框架下研究公立医院的政府监管体制设计问题，充分考虑了多委托人间的互动关系对监管体制设计与执行的影响。改变了以前政府监管体制设计时的零碎性与不完整性。

第二，在相机监管的视角下探讨多委托人多任务情形下的公立医院监管机制设计，相机监管机制有效地将多任务之间的替代关系转换为互补关系，为促进多委托人之间的合作行为创造了条件，并可能得到高能激励的结果。这是以前仅使用基于绩效的线性激励方式所不能得到的结论。

第三，利用非参数方法共同前沿 ML 指数（MML）方法研究了我国公立医院的绩效动态变化及我国不同区域的收敛性，丰富了我国公立医院改革研究的实证证据。

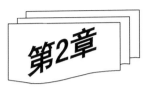

第2章

文献综述

2.1 共同代理理论综述

2.1.1 共同代理理论研究

在 20 世纪 60 年代末期，在对 Arrow – Debreu 体系中的企业黑箱理论批评的基础上，经济学家逐步开始研究组织内部的信息不对称和组织的激励问题，从而发展出委托—代理理论，该理论的中心任务是在设定委托人与代理人之间的信息不对称与利益冲突的前提下，研究满足激励相容（Incentive Compatibility，IC）与个体理性（Individual Rationality，IR）约束下，委托人如何通过建立一套完整有效的制衡机制或合同，以实现对代理人行为的规范、约束和激励，以实现减少代理问题，并降低代理成本，最终实现获得委托人收益最大化的目的（Laffont & Martimort，2002）。经过 Wilson（1969）、Spence & Zeckhauser（1971）、Ross（1973）、Mirrless（1974，1976）、Jensen & Meckling（1976）、Holmstrom（1979，1982）、Grossman & Hart（1983）等的研究，委托—代理理论被称为是过去 40 年中契约理论最重要的发展之一。

委托代理理论的早期文献，包括 Spence 和 Zeckhauser（1971）、Ross（1973）以及 Stiglitz（1974、1975）等讨论的都是单委托人、单代理人、单任务的情形，这是委托代理中的最抽象、最理想的形式，为诸多重要的经济现象提供了高度抽象和基准的研究范式，但现实环境下，真实的委托人与代理人之间的关系比单委托人—单代理人之间的关系复杂很多。且委托人和代理人之间的数量关系实质性地影响了委托代理关系的性质，因此，我们从委托人与代理人的数量出发，分析常见的委托—代理关系分类，如表 2 - 1 所示。

表 2 - 1　　　　　　　委托—代理关系分类表

19

	单代理人	多代理人
单委托人	传统（或基本）的委托代理：任务被单个委托人交给与自己存在目标冲突的另一位代理人去实现	多代理人：一个委托人将任务交给多个代理人，代理人之间的关系不定
多委托人	共同代理：多个委托人独立的将某任务交给一个代理人，委托人之间关系不定，任务之间关系不定	复杂的委托代理：多个委托人将任务交给多个代理人，委托人之间、代理人之间、不同的委托人与代理人之间的复杂关系

（1）基本分类

多委托人共同代理模型是在单委托人代理模型基础上发展起

来的。现实生活中，经常存在多个委托人将多个或同一任务交给一个代理人的现象，多个委托人之间的互动行为或关系影响了代理人对不同代理人任务的努力程度，这是传统的单委托人代理模型无法解释和说明的，多委托人共同代理模型在此基础上逐步发展。

多委托人共同代理模型的核心思想是在单委托人单代理人分析结论的基础上，在分析多位不同的委托人之间的利益关系（冲突或合作等）的基础上，继而深入研究每一位委托人在单独对唯一的代理人实施激励时，都必须将其他委托人的行动策略影响纳入自身目标函数中，并考虑同一代理人在面临多份激励契约时如何进行最优选择。因此，为实现目标函数最大化，多委托人（或多委托人中的某些群体）可能采取与单委托人时完全不同的战略行为选择，如搭便车、部分共谋、合作博弈、低能激励甚至惩罚等。

共同代理理论首先由 Bernhein & Whinston（1986a）提出，他们观察到产品的市场交易中，多个生产类似产品的生产商经常委托同一代理商销售产品，由于多个委托人之间的复杂关系，委托人的激励契约设计与传统的单委托人单代理人模型不同，并由此提出了共同代理模型（Bernhein & Whinston，1986b）。相近的文献还有 Baron（1985）考虑了环境污染中，不同污染者与规制者之间的非本地外部性（nonlocalized externality）规制，Braverman 和 Stiglitz（1982）分析了农民同时向地主和信贷者负责的分成制。Martimort（1992，1996a），Stole（1991）研究了逆向选择情况下，产品生产商面临的不同的激励提供成本、不同的信息结构以及不同的契约机会，由此得出选择排他性或共同代理销售时的成本与收益，并分析了共同代理均衡、逆向选择与产品的差异化程度（互补或替代）的关系；Dixit（1996）研究了道德风险存在下的多委托人问题。共同代理模型大量应用到利益相关者公司治理（Tirole，2001；Khali et al.，2003）、公共部门的利益集团形成及其公共品提供（Dixit，2002；Burgess & Ratto，2003；Martimort & Moreira，2010）、政府规制（Bond et al.，1993；Martimort，1996b，1999；）等领域。

Bernheim 和 Whinston（1986）指出，共同代理的核心思想是多位具有风险中性性质的委托人在时间上同时、行为上独立与非合作地通过各自与代理人订立的契约去影响唯一的一位共同代理人。委托人之间存在着潜在的利益冲突，代理人所选择的行为将影响所有的委托人，且对不同的委托人影响不一。Stole（1991）也认为，现实生活中的合同大量是共同代理合同，由于不同的委托人之间存在可能的竞争以及对其他委托人隐藏信息，这使得基准模型（单个委托人完全控制了单个代理人的合同环境）在真实的契约环境下几乎并不存在。而 Dixit，Grossman and Helpman（2000）则指出，共同代理关系在政府的政策制定过程中大量存在，尤其是在受到利益集团影响的情况下。

①按照博弈的时序和次数分类。按照博弈的时序和次数来分，共同代理模型可以分为静态模型、序贯模型及动态模型。静态模型的研究主要在三个方面。第一，共同代理模型中的均衡存在性分析，包括 Bernheim 和 Whinston（1986a，b），Frayss′e（1993），Reny（1999），Page 和 Monteiro（2003），Monteiro 和 Page（2008，2009）以及 Carmona 和 Fajardo（2009）。第二，共同代理中均衡的特征分析，包括 Dixit（1996），Martimort（1996b），Laussel 和 Le Breton（1996，1998，2001），Konishi et al.（1999），Billette de Villemeur 和 Versaevel（2003）以及 Martimort and Stole（2009）。第三，共同代理的机制设计研究，Martimort（2006）对此作了一个详细的综述。

　　静态共同代理在产业组织中的应用，主要聚焦在公司的组织结构或规制安排上。首先就是对共同代理和独家代理的判断。对组织结构的设计主要在于外部组织（如代理商、零售商）与内部组织（组织结构设计）上。规制机构的安排是选择单个还是多个取决于规制者的偏好、规制者与企业之间的信息拥有情况，以及不同的协调难题。

　　对于静态共同代理在公共品提供中的应用，Bernheim 和 Whinston（1986a）说明了由于搭便车行为会带来的无效率。Siqueira 和 Sandler（2004）设定代理人对提供公共品的努力不可观测，导致此时只能得到第三优的结果，其原因是委托人与代理人以及不同选择的委托人之间的代理成本、同样选择的委托人之间的搭便车行为、委托人对代理人向其他委托人提供了他不感兴趣的公共品的惩罚。

　　Laussel 和 Le Breton（1998），Martimort 和 Stole（2009）及 Semenov（2010）分析了代理人的不同风险态度对公共品提供的影响。结果是零风险的代理人等价于事前和一个风险中性的代理人缔约，可以获得有效率的结果；而一个无穷大风险的代理人等价于事后和一个风险中性的代理人缔约；对于一个一定风险规避的代理人来说，风险规避导致了搭便车行为及结果扭曲。

　　Pavan 和 Calzolari（2009）对序贯共同代理文献进行了综述，根据代理人对博弈历史的可观察性，有五种可能的结果。第一，委托人可以观察到其他委托人及代理人所做的决策。第二，委托人只能观察到之前决策的收益。第三，委托人能够观察到博弈的所有历史过程，包括过去代理人发送的信息。第四，过去行为的交互与可观察性是内生的。第五，委托人不能观察到任何过去的信息。在序贯博弈的框架下的应用很有限，Martimort（1999）评估了多个政府规制者的情形；Kahn 和 Mookherjee（1998）研究了一个消费者序贯的与非排他的多个风险中性的厂商签订信用契约。

　　Bergemann 和 Valimaki（2003）给出了动态共同代理的一般模型。随后在诸多方面得到了广泛应用，Filson（2005）分析了电影发布中的共同代理与独家代理问题。Aidt 和 Dutta（2004）利用动态模型分析了两个委托人授权一个任务给代理人的情形，委托人只有一种激励方式去影响代理人，即决定是否下次再雇佣他。Bellettini 和 Ottaviano（2005）分析了为什么一些厂商能够在这一时期引领新产品开发，而在另一时期却不能。Paloni 和 Zanardi（2006）分析了世界银行的贷款应该按照受援国自己的政策还是按照世界银行的某一政策来实施。Boyce（2010）发展了一个跨时期的全国粮食配额分配机制。

　　②按照不同的信息特征分类。信息在共同代理中扮演了重要的作用，图 2-1 归纳了信息对不同类型的委托人或代理人在共同代理博弈中的影响。

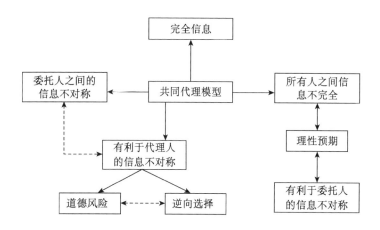

图 2-1　共同代理模型中的信息问题

Gal – or（1991）分析了多个委托人与代理人之间信息不对称对均衡结果的影响，一般来说是委托人处于信息劣势，如果代理人具有某些有关成本的私人信息，相对于唯一的独家代理，此时采用共同代理方式对于寡头垄断的厂商来说是不利的。Bernheim 与 Whinston（1985、1986）得出结论，完全信息下共同代理采取共谋获得强纳什均衡，导致有效率的产出结果，在不完全信息条件下，会被所存在的信息劣势所掩盖。

③按照代理人选择委托人的方式分类。对共同代理的另一种分类为按照共同代理中的代理人选择委托人的方式来进行比较和差异分析，Bernheim 与 Whinston（1986）将提出了两种类型的共同代理模式，称为授权型共同代理模式和内生型共同代理模式。在一些商业情景下经常使用授权型共同代理，其特征为在自愿的态度下，委托人将一些决策权或者任务转移给代理人，而代理人有权利选择接受全部或者部分合约；而内生型共同代理常见于政府组织、企业内部控制组织管理等，指委托人的决策权力被天然的授权给了一名代理人，但代理人只能在选择全部接受或全部不接受这种权利这两类合约中选择。Calzolari 以及 Scarpa（1999）指出，除以上两种共同代理模式之外，还存在第三种共同代理模式：非内生型共同代理，此时代理人有权利选择为多少委托人和哪些委托人完成任务。事实上这是授权共同代理和内生共同代理之间的一种情况。

④按照委托人的差异化类型分类。根据委托人的差异化类型将委托人分为垂直差异化的委托人及水平差异化的委托人。垂直差异化的含义是即使代理人完成相同水平的生产结果，由于委托人之间的能力、视角、测量等差异，在不同的委托人看来，也可能存在着不同的评价结果。Biglaiser 和 Mezzetti（1993）的研究结论指出，高估代理人水平的委托人，更容易吸引高水平的代理

人。与之对应，Mezzetti（1997）则对水平差异化进行了分析，水平差异化即当不同的委托人指派任务给代理人时，在代理人看来难度是不同的，但是委托人并不知道。研究结论是具有互补性的任务，虽然有不同的生产收益，但由于存在规模经济和正的外部性，共同代理比排他性的均衡结果要好。

在共同代理模式下，由于委托人行为之间存在外部性，一个委托人的决策会对另外的委托人带来正面或负面的影响。那么，不同的委托人如果实施不合作行为，其后果往往是共同代理人最终的激励强度严重偏离最优值。例如，Martimont（1996）分析了互补性与替代性行为的不同外部性特征，互补性行为产生负的外部性，造成激励不足；替代性行为产生正的外部性，造成激励过度。Martimort and Stole（2003）指出共同代理下每一个委托人的契约存在两种外部性：第一，每个委托人的行动（选择的产量）影响代理人的利润；第二，每个委托人的行动还直接影响另一个委托人的效应函数。其影响效应可能互补也可能替代，当关系是替代时，Stole（1991）的结论是，此时委托人非合作的产量大于合作时的产量。

（2）最新发展

在综合了 Homstrom & Milgrom（1990，1991）的多重任务模型与 Bernhein & Whinston（1986b）的共同代理模型后，Dixit（1996）提出一个简单而规范的多重任务和多个委托人（Mutitask - Multiprincipal）的代理模型。并认为，多委托人是政治管理经济活动过程的一个典型特征。他通过建立模型论证，该过程的结果会导致低能激励，但如果宪法规则能限制每一个委托人，使他能够把对代理人的激励建立在他所直接关心的代理人的任务之上，那么激励的作用就可以恢复。Dixit 及其追随者（Dixit et al.，1997，1998，2000，2003）利用多委托人多任务模型对政

25

治决策过程进行了深入的分析，并产生了大量的应用如土地改革（Mueller，2000）、政府组织（Bernard，2000）、规制设计（Estache & Martimort，2000）、发展中国家公共决策（Dixit，2003）。

多任务多委托人模型中的激励问题中涉及两类相反的效应，即代理人利用自身相对于委托人的信息优势而产生的寻租效应以及委托人之间串谋而产生的共谋效应，这导致传统的激励方式很难取得高能激励结果（Holmstrom 和 Milgrom，1991；Dixit，1997）。Bernard（1999，2001）通过设计一种新的激励方案，保持了在多任务中的高能激励。方案中，委托人 1、2 分别向共同代理人分配任务 A、B，委托人 1 监督任务 A，委托人 2 监督任务 B，首先，仅当 A 任务达到一定的目标值时，代理人才能取得（委托人 1 支付）报酬，同时，任务总量 A + B 的合计产出与委托人 2 的支付相关，且支付机制是任务 B 必须达到一定的最低标准，否则代理人不但不能得到报酬，还将受到一定的惩罚。对于 A 与 B 任务的监督方式存在差异，分别为连续监督与随机监督。此时代理人的最优策略是，增加自身总收入时，花在两个任务中的努力是互补而不是替代的，从而对于不易测量的某一任务或不同类型任务不存在弱化激励的可能。

另外，Laussel 和 Le Breton（2001）研究了共同代理中的多委托人互动行为与合作博弈的联系，通过刻画是否参与到合作博弈中的委托人的收益变化。其结论是，在完全信息下，代理人在所有均衡中均不能得到信息租。

共同代理带来的另一个问题是，即使全部委托人之间能够实现合作，以达到一阶最优，但是如何在多个委托人之间进行剩余分配是共同代理必须面对的新问题。因此，总体上，共同代理需要考虑两个问题：①委托人之间的协调；②剩余收益的分割。Stole（1991）认为，如果委托人之间合作，可以实现次优结果，如果不合作，则只能实现 Dixit（1996）称为的第三优结果，因为不合作导致了共同代理成本。当然，Martimort and Stole（2003）指出，共同代理条件下两个委托人之间的竞争是软性的（Soft），即他们可以取得合谋的结果来代替硬碰硬的竞争（The Head – to – head Competition）。

在共同代理下的另一个重要特征是，在共同代理条件下均衡具有多重性，因为委托人总是具有操纵代理人偏离均衡的冲动，故显示原理不再适用（Dixit 1996，Martimort 1996，Martimort and Stole 2002，2003）。

（3）现实应用

当前共同代理模型已经发展出一个分析框架来处理现实生活中的一系列重要问题，包括菜单拍卖、公共品提供（Laussel 和 Le Breton，1998）、存在利益集团游说的政策制定（Grossman 和 Helpman，1994）等。Bernheim 和 Whinston（1986）的文章是在完全信息的设定下得出的均衡结果。Stole（1990），Martimort（1992，1996a，1996b），Mezzetti（1997），Biais et al.（2000），以及 Martimort 和 Stole（2002，2003，2009）分析了在缔约阶段，不同委托人单独与共同的代理人进行沟通的模型。

①共同代理在政府规制领域的应用。Mallard（2012）对静态的共同代理模型及其政治影响进行了综述和点评。他认为共同代理模型是近年来最有效的经济学分析框架。共同代理模型的应用主要在于政治影响、产业组织以及公共品提供等领域。

当前对多委托人框架下政府规制问题的研究从以下角度展开：第一，分权与规制效率改进。表现为降低规制俘获风险（Laffont & Martimort，1998，1999），减少腐败成本（Laffont & Meleu，2001），提高社会福利（Laffont & Zantman，2002）及如何规范重谈判规则和保证规制者之间的权力制衡，进而改善规制承诺（Martimort，1996，2005，2006）。第二，分权与规制效率扭曲。由于多个委托人带来的搭便车机会主义倾向（Kahn，1988；Snyder & Weingast，2000），以及每个委托人都会对其他委托人产生外部性的影响，因此，规制者的数量越多，则规制的效率损失越严重（Whitford，2005）。第三，不同的规制者之间的沟通与协调。如何在分权对规制效率的改进与扭曲中权衡，自我协调还是第三方协调（Dixit et al.，1997；Colin，2006），即建立信息交流与沟通渠道还是专门的协调委员会（OECD，2005；Calzolari & Pavon，2006）。

国内对于共同代理问题在政府监管中的研究近几年才开始兴起。

陈健、胡家勇（2013）研究了政府机构应该集中还是分立设置的问题。在利益集团的影响下，他们比较分析论证了政府机构职能设置的集中与分立两个方面部门设置必须在政府职能互补和灵活应对特定情况这两个方面做出权衡。并以食品监管的分立设置与房地产监管中的集中设置为例对监管效果进行了说明，其研究结论是在不同的信息情境下，具有互补职能特征的机构设置方式都是合并比分散好。同时，也比较了垂直监管和属地监管的优劣，并针对食品监管中的"瘦肉精"问题，提出了"成立一个全国统一的食品安全监管机构，向各地派出垂直分支机构"的方案。

辛长贺（2012）讨论了多任务多监管人合谋的共同代理模型。当设置监管人员数量时，通过比较协调监管增加的收益与带来的监管成本增加之间的差异，由此来设置监管机构数量为多个或单个。如果多个监管者具有同质性，那么多个监管者的场景就可以被简化，被刻画为具有代表性的监管者的场景。即只要监管者的目标或者监管内容一致或者相似，多任务监管可以很好地简化成单任务单委托人监管。并以国有企业海外投资监管为例进行了说明。

骆品亮等（2006）研究了独家代理与共同代理这两类不同的代理模式的激励效率差异，任务的相关性对选择哪一种代理关系影响很重要。李攀艺等（2006）分析了产学合作关系下研究型高校科研人员研发活动的激励问题。廖肇辉（2005）以共同代理模型分析了商业银行对集团客户的授信问题。结合共同代理模式，郑志刚（2007）研究了公司治理模式整合与不同类型投资者的利益冲突问题。张兴华（2007）分析了信托公司中的共同代理关系。韩冰等（2008）分析了电力市场中多个发电商委托一个代理人的内生共同代理模式。

②共同代理理论在其他方面的应用。现代企业制度的一个基本特征即所有权和委托人分离，在公司治理结构中，经理人面对的董事会由多位成员或多个利益相关者的代表构成，这也是共同代理的典型模式，共同代理理论在企业管理与公司治理中也得到大量的应用。Aggarwal 和 Nanda（2004）共同代理理论为基础分析指出，董事会的规模越大对经理人的激励作用反而越小。Carrasco（2005）通过对董事会结构的特征分析表明，一元董事会结构下所有均衡的生产性努力程度都比二元董事会结构高。周权雄（2009）分析了政府制度环境与环境污染排放激励实施程度的特征。他认为地方政府规模越大，该辖区内企业所面临的委托人就越多，其减排任务完成得反而越少。

共同代理理论也应用到物流和供应链管理中。最初 Bernheim 和 Whinston（1985，1986）的文献就是对多个生产厂商委托同一个零售商进行销售的行为分析。姜大尉（2006）、朱文武等（2012）分析了共同代理理论在第三方物流中的应用。孙春玲等（2012）研究了共同代理在项目管理中的应用。

与政府组织的共同代理相比，企业或商业行为间的共同代理现象属于 Bernheim 和 Whinston（1985）提出的授权型共同代理（delegated common agency），即几个委托人自愿地（并且可能独立地）将某种决策权授予一个共同的代理人。而政府组织或公共组织的共同代理现象更多属于内生型共同代理（intrinsic common agency），与授权型共同代理存在很大区别。

2.1.2　共同代理实证研究

随着共同代理理论的逐步发展，对理论模型的实证检验也逐步兴起。共同代理应用的领域涉及商业市场的各个方面。其中包括如金融市场和保险市场的设计、政府部门的多数量多类型委托人管制、多委托人下的政府政策决策、公共财政与税收、拍卖机制、市场销售的共同代理等。

Corts（2001）分析了美国电影发行日的特征，用共同代理模型分析了纵向市场结构对竞争的影响；Conlin（2002）验证了旅馆业存在共同代理现象且符合 Berheim 和 Whinston（1985）的理论结论；Aggarwal 和 Nanda（2004）分析了公司治理中董事会规模对激励和绩效的影响。

Imai et al.，（2009）指出，当前已经出现大量的实证研究去验证 Grossman 与 Helpman（1994）的保护待售（Protection for Sale）模型，诸多的研究估计模型中的保护方程，发现参数估计的结果支持理论研究的结果（Goldberg 和 Maggi，1999；Gawande 和 Bandyopadhyay，2000；Eicher 和 Osang，2002；Mitra et al.，2002；以及 McCalman，2004）。另外，Gawande et al.，（2004）实证分析了整合国内和国外的利益集团的模型，Gawande et al.，（2005）分析了收到上游和下游生产厂商游说的模型，以及包含工会和非流动性（Matschke 和 Sherlund，2006）。但是，当前对共同代理的实证研究主要是对保护待售模型的分析。

田厚平等（2004）通过仿真方法模拟了社会生产中多个上游的制造者和唯一的下游零售者之间的生产与销售代理问题；另外，Fehr 和 Schmidt（2004）用实验经济学的方法分析了多任务条件下的公平与激励问题。设定一个双任务场景，但只有一个任务是可缔约的，委托人可以对代理人实施计件工资或固定工资加自愿的奖金制度，实验结果显示，当委托人对两个任务都实施奖励时，代理人积极参与并在两个任务中都付出高努力，但计件工资的工人就只把努力付诸第一个任务，而忽略第二个，而委托人也明白这个道理，因此都逐步采用奖励的契约方式。这个行为对自利理论矛盾，但与公平理论一致。

当前共同代理的实证研究聚焦于共同代理存在的条件、独家代理与共同代理给委托人与代理人带来的绩效差异以及多个委托人对代理人的激励强度总和与各自的激励强度水平的差异。这些实证分析结果为共同代理理论的发展提供了强有力的数据支撑，也为理论研究扩展了新的研究方向。

31

2.2　医疗改革及公立医院监管综述

2.2.1　国外研究综述

专门针对公立医院改革与监管的理论与实证研究正逐步展开。福利经济学家 Nicholas Barr（2002）指出，没有一种卫生保健制度是完美无缺的，真正的议题是选择一种效率损失最少并且最公平的组织形式。Eid（2001）对黎巴嫩的公司化的公立医院治理与激励设计进行了评价，认为公立医院的激励框架应该是结合了多任务与多委托人问题，由此，只能对公立医院选择低能激励框架，其结果如果委托人是一致的，则获得次优（Second Best）激励结果；如果委托人不能合作，则只能产生第三优（Third Best）结果。Saltman et al.（1998，2002，2011）连续追踪与研究了西欧国家医疗体制改革，提出要规制欧洲医疗体系中单纯的公司（经济）行为，对医疗体系的规制包括社会与经济政策目标、医疗部门的管理机制两方面，由此提出评估公立医院的框架体系，包含制度安排、财务安排、责任安排、决策能力和责任四个层面。Eldenburg et al.（2003）利用财务数据实证分析了美国公立医院与私立医院的绩效表现，指出由于公立医院的多重属性与任务，与私立医院相比，公立医院存在较弱的财务激励强度，并由此产生较低的财务绩效。World Bank（2010）对中国公立医院的变迁与改革进行了分析，借用 Preker 和 Harding（2002）的框架，对公立医院可能的发展路径（自治、公司化、私有化）进行了比较，并从决策权、市场化程度、剩余控制权、责任以及社会功能等角度对公立医院进行评价。Feng（2010）研究了中国公立医院改革对社会福利体系的影响。由于政府从专业属性、经济属性、政治属性三方面对公立医院进行规制强度不一，在公立医院对政府规制的反作用下，最终导致医疗服务专业属性不足、医疗服务市场没有约束、医院管理体系官僚。

　　赵强（2010）指出，美国的医院是监管最严格的行业，美国医院的监管分为联邦政府、州政府及地方政府的监管，另外，还包括一些认证机构的监管。对医院的监管手段包括法律手段、行政手段和市场手段。监管的程序包括立法程序、行政程序和司法程序。美国最主要的医疗行业监管部门是联邦医疗和社会服务部（Department of Health and Human Services，DHHS），另外一些民间机构也在承担监管责任，如医疗机构联合认证委员会

（the Joint Commission on Accreditation of Healthcare Organizations, The Joint Commission），还有一类民间组织如病人权益保护组织、消费者保护组织等，他们站在病人和消费者的立场来进行监管，包括病人权益基金会（Patient Advocate Foundation）等。并指出，由于医疗的重要性、不确定性和复杂性，对于医疗的监管也就变得非常繁琐和复杂。

国外已有的文献对委托代理、多委托人代理、多任务代理等理论问题进行了深入的描述和研究。某些理论研究也深入到公共产品提供领域。但具体到公立医院的政府管制，现有研究却大多针对现象从各自角度提出具体的管理或改革措施，缺乏针对公立医院专有特性描述下的坚实的理论框架和现实分析。在中国的现实背景下，由于公立医院委托人的复杂性与医疗服务产品自身的特性，再加上国有企业（事业）监管存在问题，必须进一步结合中国实际情况深入研究公立医院的政府监管体制设计。

2.2.2　国内研究综述

（1）理论分析

随着医疗改革的深入，国内的公立医院的体制监管及改革研究逐渐兴起。钟东波（2003）对政府医疗监管方式进行了总结，指出公立医院的公益性特征。王丙毅（2008，2009）研究了医疗服务领域的政府管制模式重构，他认为医疗市场的政府管制模式是一种政府与市场有机结合的"管制—竞争"型模式，并梳理了各国的医疗监管模式，包括政府主导型、市场主导型和政府与市场结合型等。韩蕾（2010）认为由于政府规制职能分散导致规制职能失效、政医不分使规制缺乏独立性以及规制立法落后，现有法律制度不健全，因此需要改革医疗服务业规制体制，包括建立独立的规制机构，实行政医分开，改革公立医院的产权制度，加强立法工作，完善医疗服务业规制的法律体系等。罗永忠（2010）指出，"公平优先、提高效率"应作为公立医院管理体制改革的价值取向，即通过转变政府职能和加强社会监管来解决公平问题，通过引入市场机制和创新医院运行机制来解决效率问题。政府监管在公立医院改革中发挥主导作用。孙杨（2011）对我国公立医院运行监管体系进行了设计与博弈分析。确定了公立医院运行监管内容，对监管职责权力进行重构，并应建立健全公立医院运行相关法律、法规和政策设计。

当前我国以公立医院为核心的医改话题引发了大量的专家学者讨论，并阐述各自观点。葛延风（2011）指出，解决利益目标冲突是下一步公立医院改革中需要优先解决的问题。应该在重点领域强化政府监管，包括公立医院的布局、规模、发展方向、资产处理、财务收支等。李玲（2011）认为，公立医院改革的核心是明确"以较小成本维护人民健康的公益性主体"这一目标，调整激励机制。胡善联（2011）指出，需要从制度—组织—功能三个方面来重造中国的公立医院体系。当前国内的卫生体系是碎片化的，公立医院的良好运行需要部门间的协调。萧庆伦（2011）认为，公立医院的利益、行政部门的利益和地方利益这三大利益集团共同阻止了公立医院改革。而公立医院改革的核心是改革医院的治理模式，及重新划分行政机构与医疗机构的责权。改革方案可以是将进行大部制改革或强化社保部门的购买服务职能，逐渐让公立医院与行政机构脱离关系；是在政府与医院之间切割出一块权力，成立一个管理机构。"看病贵"和"医患关系恶化"都根源于体制缺陷引起的医生医德丧失。"看病贵"产生的主要原因是医学人才的数量与结构与人民的需求不匹配。饶克勤（2011）指出，应加快行政部门职能转变，建立规范的监管体系。任何国家政府都对公立医院实行严格监管，政府对公立医院监管有两个主要目的。一是实现政策目标，即实现公立医院服务的可及性和公益性；二是实现良好的管理机制，以保证医疗服务以及药品服务过程的质量可靠、行为安全和良好绩效。政府对公立医院的监管在三个方面体现：对医疗服务市场失灵的矫正与补充；诚实和公开医疗服务过程，对医患各方的责任、权力、利益的明确；通过对医疗可及性的处境，进而改善健康公平程度。我国目前公立医院的监管形势是"监管缺位"，而不是"监管过度"。石应康（2011）指出，要形成发改委、卫生部、人力资源和社会保障部等多部门协同联动机制。王国斌（2011）认为，应明确公立医院监管中各方责任，落实公益性的监管主体，并建立信息公开、社会多方参与的监管制度，鼓励第三方组织与行业协会等进行独立评价和监督。白重恩（2011）指出，首先应该合理界定监管范围，分清监管和医院管理的界限，加强监管。裴长洪（2011）指出，卫生行政部门的职能定位应该明确，围绕着公立医院的管办分离过程，一系列的配套措施应该跟进，包括专业的公立医院管理机构的建立，通过这些专业机构行驶政府的办医职能，并明确卫生行政部门作为医疗卫生全行业监管人的职能。

王虎峰（2012）指出，按照国际通行的分类方法，按所有制来分类，医院可分为公立和非公立；按照使命定位来分，医院分为营利和非营利，这两种分法并不是简单的对应。对于公立医院的定义很多，根据我国历年的《卫生事业发展统计公报》，经济类型为国有和集体办的医院（其中包含政府办医院）被定义为公立医院。与之对应，公立医院以外的其他医院被称为民营医院，其范围包括股份合作、联营、私营以及台港澳投资和外国投资等的医院。

李卫平等（2005）指出了我国公立医院特殊的委托—代理

特征，包括多个委托人、委托人的多目标特征、委托人和代理人之间的效用函数不同、某些公立医院的成果难以衡量等。导致对公立医院监管者很难建立一套有效的绩效评估体系。

蒋祥虎（2005）认为公立医院的监管工作体现在日常的运行机制中，应该从外部监督与内部监督机制两方面构建，外部监督包括卫生行政部门、社会力量以及政府政策及法制的监督，内部监督包括党组织、医院、工会等机构的监督。当前公立医院监督机制存在的缺陷在于政府监督不到位、公立医院内部监督薄弱、事后监督太晚。因此，应该建立良好的外部监督协调机制、经营管理者自我监督机制以及有效的内部监督机制。

葛延风（2005）的研究报告指出，医疗服务体制的基本改革方向是以突出公益性为目标，以强化初级卫生服务为重点，全面推进医疗卫生服务体制改革。对于公立医院，要强化监管，突出公益目标。调整、完善对医疗卫生服务机构的行政管理体制，加快推进卫生行政管理体制改革，具体措施包括成立实体性综合协调机构、强化中央对地方的指导和监督，并为卫生相关部门机构改革做好准备。这些措施在随后的医疗改革中得到了体现。

李玲（2010）提出医疗卫生事业发展中的政府责任，指出当前医疗卫生领域面临的问题中，有一项就是管理政出多门，而国外的趋势则是整合医疗卫生等与生命、健康相关的领域，如日本将厚生省与劳动省合并为厚生劳动省；美国成立健康和人类发展部。交叉、政出多门在我国医疗卫生体制中表现突出，这种情况极大地分散了政府对医疗的管理职能，直接参与卫生行政管理的政府部门多达十多个，部门之间责权不清、协调困难、效率低下，如此复杂的情况在国际上是绝无仅有的。由此带来的后果体现为，对各类卫生资源配置难以协调统一、对重大公共卫生事件响应缓慢、药品与食品的质量监督不力、医疗机构的监管存在难度，导致落实问责制度困难、决策水平和工作效率低下。

医疗监管中的多头管理主要体现在行政管理体制不顺，具体体现在两个方面，一是同一部门的责权利不对等；二是管理分割、协调困难。李玲与刘俊（2006）提出医疗卫生"大部制"改革的方向，通过实施"大部制"，可以促进大部内部的监管协调和一致，医疗卫生行政管理体制的责任、权力、利益明晰和一致。并提出大部制改革的步骤可以有两种做法，一种是一步到位，另一种是分布整合。一步到位是在国务院设立国家健康委员会；而分步整合是先成立作为协调机构的国家健康委员会，由它协调，先把相近的职能合并到同一部门，条件成熟后，将国家健康委员会转为实体部委。

邓大松等（2012）综述了政府与公立医院作为监管者（委托人）与代理者在公立医院改革中的自利性与公益性冲突。通过对医院公益性的界定与调查，以及总结归纳公立医院公益性淡化的原因，提出了实现公立医院公益性的措施，包括明确政府卫生部门与医院的权责、引入竞争和制衡机制、促进信息的公开以及改善对于公立医院公益性的考核指标等。

（2）实证与案例研究

在我国医疗改革及公立医院改革试点实施后，国内学者逐步开展了对公立医院的实证与案例研究。

李斌等（2013）实证分析了公立医院的社会责任现状，通过借鉴卫生部《医院管理评价指南》，根据利益关联程度等将公立医院的利益相关者进行了分类，公立医院的利益相关者包含核心利益相关者、预期利益相关者和潜在利益相关者三种类型，建立了以利益相关者为基础的公立医院社会责任评价指标。调查分析结果显示，当前公立医院的各个利益相关方的满意度均不高，表现在政府作为出资人，对公立医院的成本投入高与产出效益低不满意；医院管理人员和医生对自己的时间、精力等高投入与不匹配的收入不满意；社区对公立医院忽视了社区和环境也不满意；患者对公立医院的服务质量和高收费也不满意。

孙洛平等（2013）实证检验了政府办医院的经营目标。利用垄断竞争模型和2002—2010年广东21个市的面板数据分析政府办医院是否是按照2010年公立医院改革试点思路中提出的以公益性为目标，提供安全、低价的基本医疗服务，并引导非公立医院与之有效竞争。实证结果显示，我国的政府办医院在竞争性较小的住院治疗方面倾向于追求最大的利润，而在竞争性较大的门诊治疗方面既追求利润、又会兼顾规模。但均与公益性目标有所差异。

对于公立医院的改革评价，不同机构发布了不同的评价体系与结果。中国人民大学卫生医疗体制改革与发展研究中心的王虎峰教授（2013）发布了《公立医院改革试点评估报告》，提出了"医改政策指数"的概念，并应用到17个国家公立医院改革试点城市的评估和排名中。评价指标包括政策要点覆盖、政策宽度、全部政策药店累计数、政策密度、总文件数、政策精度，最后加权汇总成为医改政策指数。在对17个试点城市的评价中，镇江以0.709排名第一，而西宁以0.051排名最后。该报告以安徽芜湖、江苏镇江和重庆江北作为典型案例进行了分析和效果评估。

国务院医改办调研组（2013）的公立医院改革情况调研显示，17个试点城市的医改工作取得了显著成果，各地根据自身情况采取了不同的公立医院监管方式，如辽宁鞍山、四川成都组建了独立于卫生局之外的医院管理局；安徽芜湖、北京组建了卫生局内的独立医疗管理机构；江苏镇江以及安徽马鞍山对公立医院进行整合，组建大型医疗集团；湖北鄂州、湖南株洲、山东潍坊以及贵州遵义成立了多个政府机构联合组成的公立医院管理委员会，并建立常设机构（如在卫生局下设管委会办公室等）。但在公立医院监管机制与体制的实施与推进过程中，某些地区进展迟缓、进展不大，政策措施缺乏必要衔接，需要加快建立现代医院管理制度。

大量的学者对于公立医院的监管进行了国际比较。王虎峰（2012）基于 15 国百余年医改事件的结构化分析，将医改划分为体制型改革、管理型改革以及混合型改革三种，提出了医改周期的概念。并根据国际经验对中国的医改阶段进行了判断，我国医改目前处于以体制型改革为主的阶段。并且，随着医疗改革的深入，我国的医改也会由体制型特征为主，逐步转变为混合型甚至管理型特征为主。《中国医院》于 2011 年第 5 期专题介绍了公立医院改革的国际经验，从公立医院的发展改革、治理机制、补偿机制、监管机制等角度进行了国际比较。韦潇等（2011）从监管主体、监管范围及监管方式等角度分析了国外公立医院监管的经验，指出公立医院监管机制已经从多重监管转向一体化监管、从基于结构的监管转向基于过程和结果的监管、由单一监管工具转向多样式监管工具。

廖藏宜（2012）利用世界银行两位专家 Preker 与 Harding 提出的 Preker – Harding 模型对公立医院的管理体制提出了分析，此模型主要是评估公立医院市场化组织变革，从决策权、市场进入程度、剩余索取权、可问责性以及社会功能等方面进行测量。并利用该模型分析了潍坊医院管理自主化模式、上海申康医院管理机构法人化模式、江苏宿迁的医院民营化模式、无锡医院托管式管理模式以及北京海淀医院契约式管理模式等五种国内公立医院改革的试点地区。

当前国内研究最大的缺陷是缺乏坚实的理论基础，尤其是缺乏一个在经济学视角下构建公立医院政府监管模式的完整理论框架，由此带来从不同分析角度产生的不同结果，并使得结论不具有可比性。

无论是国内还是国外研究，均已充分认识到公立医院改革的紧迫性、复杂性、艰巨性，国外的研究尝试探索公立医院改革的理论基础，并从医院管理的角度提出了多种有益的方法、措施及考评体系；而国内的研究停留在对公立医院各利益方关系的梳理与基础理论的介绍，理论应用也主要是从不同的角度各自考虑单一部门对公立医院实现本部门目标的管制，缺乏把公立医院作为一个整体纳入到政府规制的总体框架下，并由此考虑多个不同的政府部门之间的互动以及对公立医院产生的复杂影响，最终如何影响公立医院的行为选择。

2.3 医疗改革中利益集团研究综述

利益集团是通过对组织的生产经营活动进行某种程度的专用性投资，并承担一定风险的个人或群体，利益集团一方面可能会对组织目标的影响或改变，另一方面，利益集团也可能受到其所处组织的目标或过程的影响。对利益集团问题的早期研究主要集中在政治学和社会学领域。早期政治学中的利益集团研究主要有：James Madison 在 1792 年《联邦党人文集》中指出了党争、派别等概念，派别即利益集团。Arthur Bentley（1908）系统地用集团概念解释美国政治，并阐述了对利益集团政治的看法。David Truman（1951）认为集团是美国民主过程中基本的和积极的成分。

Olson（1965）是利益集团问题经济学研究的开始，他指出了利益集团集体行动的逻辑，利益集团自利行为对国家衰落的影响。20 世纪 60 年代后期，芝加哥学派由 Stigler（1971）、Peltzman（1976）及 Becker（1983，1985）等对大工业利益集团问题进行了深入的分析，形成了规制俘获理论或者称为经济学视角的利益集团理论。Mitchell 和 Wood（1997）提出利益集团评分法（score-based approach），从合法性、权力性及经济性三方面构建指标体系。Grossman 和 Helpman（2001）提供了分析选民、利益集团和政治家之间互动的分析框架。在此基础上，国内外大量的研究从利益集团的形成、利益集团的政治影响、对利益集团的钳制、利益集团的再分配效应和产出效应、对社会福利的影响等角度分析了利益集团的影响及作用（史小龙等，2005；杨瑞龙等，2008）。

聚焦到医疗行业及公立医院，赵强（2010）对美国医疗制度的分析指出，美国的医疗领域中最有影响力的四大行业是医生、医院、医疗保险和制药行业。美国医学会（American Medical Association，AMA）是医生利益的代表；美国医院协会（American Hospital Association，AHA）是医院利益的代表；美国医疗保险协会（America's Health Insurance Plans，AHIP）是医疗保险的代表；美国药物研究和制造商协会（Pharmaceutical Research and Manufactures of America，PhRMA）是代表制药企业利益的组织。这些组织通过国会立法与游说活动去影响利益分配、操纵医疗政策。王绍光等（2013）以研制开发制药企业协会（R&D-based Pharmaceutical Association Committee，RDPAC）为例说明了相关利益集团对医改政策制定的影响，PDPAC 拥有明确的组织使命及利益整合功能、基本组织机构及日常运作方式。其影响政策的方式包括汇集并整合成员公司的信息和意见、与国外国籍医药行业协会合作以及与政策咨询和研究机构开展合作。其影响政策制定的渠道包括直接"上书"、举办各种研讨会及高层访谈、与政策制定者日常沟通。

王长青（2008）基于公立医院与非公立医院在目标上的差异，通过对公立医院改革利益相关者（利益集团）的主体分析，指出政府是主要的制度产出者，政府监管体制的走向在公立医院改革中起到决定性作用。吴昊（2010）对我国现有医疗行业政府管制制度进行了梳理，借鉴公司治理的理论框架，构建了公立医院的利益相关者（利益集团）治理模式。夏冕（2010）认为目前公立医院管理体制中存在产权主体缺位，多层级多委托人形成相互影响的利益集团的委托—代理关系，权益关系不清晰，外部约束机制不健全等问题，应在"管办分离"语境下进行公立医院管理体制改革。方鹏骞等（2010）分析了公立医院在筹资时，可能的利益集团包括中央与地方政府、私立医院、不同类型的投资方（包括公司、设备生产商、慈善机构、银行等）和病人等。

陆春阳等（2010）分析了"新医改"政策制定中的利益博弈，将医疗改革中的利益集团分为政府、医疗服务的供给方、需求方及政府各部门利益集团，并分析了在政策制定过程中的博弈过程。王绍光等（2013）详细介绍了利益集团参与和影响新医改政策的过程，其中无组织的利益集团主要是群众，政府主要通过在医改启动期、政策酝酿期以及公开征求意见阶段等不同时期通过对群众意见的汇集与参考、吸纳等方式体现群众对政策过程的影响。有组织的利益集团主要包括医药零售业、医药生产企业、商业保险公司、公立医院院长及医师，他们影响医改政策指定的渠道包括直接协助决策者进行政策酝酿、利用与公共传媒合作表达意见、组织召开各种类型的研讨会、资助研究机构形成政策方案、行业协会领袖向决策者建言、向决策部门有组织"上书"、向部际协调机构和最高决策者"上书"、通过"两会"代表委员向决策部门施压以及通过全国工商联向决策部门反映意见。

2.4　小结

本章基于契约理论的视角，在多委托人共同代理的模式及中国的现实场景分析下，研究公立医院的监管问题。为此梳理了关于共同代理的理论与实证研究，医疗改革及公立医院监管的国内外研究，以及医疗改革中的利益集团研究。同时，在综述以上研究的基础上，通过对国内外研究的评述，指出现有研究中的不足及结合中国现实情况下的拓展方向。为后文建模奠定了良好的基础。

由于医疗服务产品的信用品特征、医疗市场的信息严重不对称以及基本医疗服务的伦理道德问题，使得医疗改革相比其他改革而言，具有更大的复杂性。现有各类单一的理论均无法很好的完全解释医疗领域的问题，在结合了国有企业的特征后，公立医院的高效监管问题显得更为困难。本书在多委托人共同代理的框架下，将多任务问题、外部性问题、共谋问题、双边市场问题等在统一视角下进行分析。结合理论与实证方法，将有助于合理解释与分析公立医院当前的运行状态与公立医院下一步的改革与监管走势，为我国开展公立医院改革与监管提供相应的理论基础与决策支持。

第3章

我国公立医院监管体制的
演进和国际比较

44

　　新中国成立以来，我国的公立医院从无到有，从弱到强，逐渐成为我国医疗卫生事业中的中坚力量。随着公立医院的逐步发展，党和国家也逐步建立对公立医院的管理和约束机制，从制度建设、运行机制等角度，公立医院的监管体制逐步完善，在我国不同的发展阶段，公立医院的监管体制也呈现出不同的特征。我们首先通过 1949—2011 年间公立医院的一些基本数据来说明公立医院的发展情况；在此基础上，通过按时段梳理公立医院在不同发展阶段的监管制度演变，结合制度变迁的相关理论，分析公立医院的监管体制的制度演进；分析公立医院改革中的利益集团及其形成过程；并对比分析国外典型国家和地区的公立医院监管体制。

3.1　我国医疗事业及公立医院的发展概况

3.1.1　政府投入及医疗卫生机构发展概况

（1）政府卫生支出

我国政府的卫生支出总量总体上呈现出增长趋势。但不同时期，由于医疗服务的政策制度差异，增长速度差异明显。从1990—2002 年，我国的年均政府卫生支出增长速度保持在 10% 左右，与国民经济的增长速度一致。在 2003 年后，随着 SARS 等公共健康事件的发生，政府卫生投入呈现快速增长，从 2007 年我国新一轮的医疗改革框架后，年均增长保持在 20% 以上。见图 3 -1、表 3 -1。

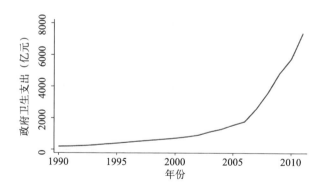

图 3 -1　1900—2010 年政府卫生支出变化图

从表 3 -1 中可以看出，政府卫生支出所占比重变化趋势呈现出先下降后上升的特点。政府卫生支出占财政支出的比重，从 1990 年起，就逐渐呈现出下降的趋势，直至 2002 年的最低

表 3 - 1　　　1990—2010 年政府卫生支出占比变化表

年份	政府卫生总支出额（亿元）	占总财政支出的比重（%）	占卫生总费用比重（%）	占国内生产总值比重（%）
1990	187.28	6.07	25.06	1
1991	204.05	6.03	22.84	0.94
1992	228.61	6.11	20.84	0.85
1993	272.06	5.86	19.75	0.77
1994	342.28	5.91	19.43	0.71
1995	387.34	5.68	17.97	0.64
1996	461.61	5.82	17.04	0.65
1997	523.56	5.67	16.38	0.66
1998	590.06	5.46	16.04	0.7
1999	640.96	4.86	15.84	0.71
2000	709.52	4.47	15.47	0.72
2001	800.61	4.24	15.93	0.73
2002	908.51	4.12	15.69	0.75
2003	1116.94	4.53	16.96	0.82
2004	1293.58	4.54	17.04	0.81
2005	1552.53	4.58	17.93	0.84
2006	1778.86	4.4	18.07	0.82
2007	2581.58	5.19	22.31	0.97
2008	3593.94	5.74	24.73	1.14
2009	4816.26	6.31	27.46	1.41
2010	5732.49	6.38	28.69	1.43
2011	7378.95	6.77	30.41	1.56

资料来源：《中国卫生统计年鉴 2012》。

4.12%，从 2003 年后逐渐回升。而政府卫生支出占卫生总费用的比例也是呈现出先下降后上升的趋势，在 2002 年降至最低点，即个人卫生支出占比达到最高峰，随着我国医疗保险体系的逐步建立，这一比例逐渐下降。政府卫生支出占 GDP 的比重也呈现出这一特点。但总体上，我国政府卫生投入的这三项占比较低，甚至低于某些不发达国家。

从表 3 - 2 及图 3 - 2 中可以看出，改革开放以来，我国政府卫生支出在 2000 年之前一直呈现下降的趋势，而个人现金卫生支出也于 2001 年达到顶峰，而社会卫生支出占比变化不大。2000 年后，随着我国医疗保险体系的建立和政府卫生投入的增大，政府卫生投入占比逐渐增加，个人卫生投入逐步缩小。

表 3 - 2　　　　改革开放以来各类卫生支出所占比重变化表

年份	政府卫生支出占比（%）	社会卫生支出占比（%）	个人现金卫生支出（%）
1978	32.16	47.41	20.43
1979	32.21	47.45	20.34
1980	36.24	42.57	21.19
1981	37.27	38.99	23.74
1982	38.86	39.49	21.65
1983	37.43	31.12	31.45
1984	36.96	30.41	32.64
1985	38.58	32.96	28.46
1986	38.69	34.93	26.37
1987	33.53	36.16	30.31
1988	29.79	38.93	31.28
1989	27.27	38.64	34.09
1990	25.06	39.22	35.73
1991	22.84	39.67	37.50
1992	20.84	39.34	39.81

续表

年份	政府卫生支出占比（%）	社会卫生支出占比（%）	个人现金卫生支出（%）
1993	19.75	38.09	42.17
1994	19.43	36.62	43.95
1995	17.97	35.63	46.40
1996	17.04	32.32	50.64
1997	16.38	30.78	52.84
1998	16.04	29.11	54.85
1999	15.84	28.31	55.85
2000	15.47	25.55	58.98
2001	15.93	24.10	59.97
2002	15.69	26.59	57.72
2003	16.96	27.16	55.87
2004	17.04	29.32	53.64
2005	17.93	29.87	52.21
2006	18.07	32.62	49.31
2007	22.31	33.64	44.05
2008	24.73	34.85	40.42
2009	27.46	35.03	37.51
2010	28.69	35.98	35.33
2011	30.41	34.67	34.92

资料来源：《中国卫生统计年鉴2012》。

（2）医院数

新中国成立以来，我国的医院数量得到持续发展，图3－3展示了我国1949—2011年的医院数量变化，从图中可以看出，建国初期的一段时间，为满足人民群众的医疗服务需求，经过对私立及教会医院等的接收，公立医院数量增长很快；另外，改革

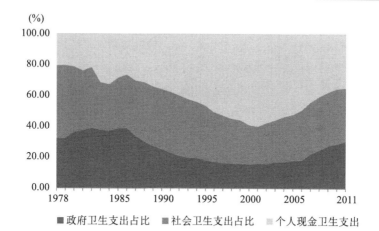

图 3 - 2　改革开放以来我国三类卫生支出占比变化图

开放之后，在医院规模急剧扩张的同时，除 2013 年外，医院数量仍然保持较快增长。2011 年的医院数是 1949 年的 8.45 倍，是 1978 年的 2.37 倍。

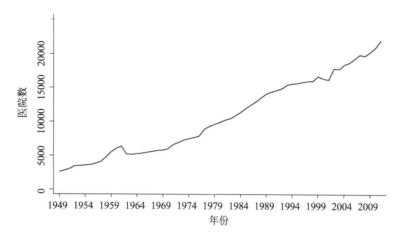

图 3 - 3　1949—2011 年我国医院数量发展图

资料来源：《中国卫生统计年鉴 2012》《新中国 60 年统计资料汇编》。

（3）医院床位数

医院床位数也在不断地增长中，但是不同时期的增长速度不同，总体来看，新中国成立初期的1949—1961年间，经历了第一次较快速度的增长。然后由于我国的总体经济情况等原因，出现了5年左右的停滞及下降；然后从1967—1993年间保持较为匀速的增长，每年增长4%左右；从1994—2001年间，医院床位数又处于一个增长停滞期，而从2002年期，尤其是2008年后，医院床位数出现了快速增长，近几年增长率达到了8%左右。见图3-4。

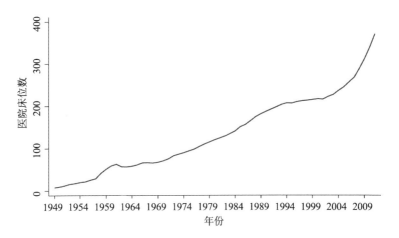

图3-4 1949—2011年我国医院床位数量发展图

资料来源：《中国卫生统计年鉴2012》《新中国60年统计资料汇编》。

3.1.2 卫生人员发展概况

（1）卫生技术人员数

同样，我国的卫生技术人员数量也有较快增长，图3-5展示了我国1949—2011年的卫生技术人员数量变化，从图中可以看出，1949—1960年间，卫生技术人员保持持续增长；但在

1961—1972 年间停止增长。此后又继续保持增长至 2001 年，经历了 2002—2005 年间的短暂停滞后，卫生技术人员数继续保持增长，尤其是在 2009 年后保持了高速增长。2011 年的卫生技术人员数是 1949 年的 12.28 倍，是 1978 年的 2.52 倍。

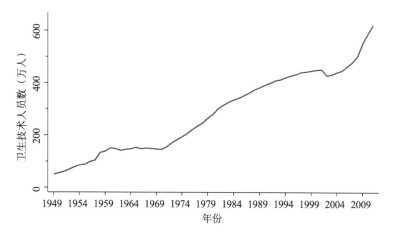

图 3-5　1949—2011 年我国卫生技术人员数量发展图

资料来源：《中国卫生统计年鉴 2012》《新中国 60 年统计资料汇编》。

（2）每千人口卫生技术人员数

每千人口卫生技术人员数则在不同时期呈现出不同的变化趋势，从新中国成立初期的 1949—1960 年间，数量快速增长。随后 10 年间呈现出下降趋势。改革开放后直至 2001 年，又呈现出增长的趋势，但在 2002—2005 年间又有一个下降，在 2005 年后，每千人人均技术人员数呈现出快速的增长。2011 年的卫生技术人员数是 1949 年的 4.92 倍，是 1978 年的 1.61 倍。见图 3-6。

（3）医学专业普通高校招生总数

医学专业普通高校的学生作为医疗卫生人员的后备军，直接影响到医疗服务人才的储备。在 1998 年我国大学扩展前，医学

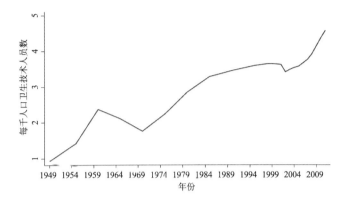

图 3 - 6　1949—2011 年我国每千人口卫生技术人员数量发展图

资料来源：《中国卫生统计年鉴 2012》《新中国 60 年统计资料汇编》。

专业普通高校招生人数呈现一种缓慢及稳定增长的态势，虽然其中的某些年份或时间段有所波折。1998 年后，随着高等教育事业的快速发展，医学学生数量快速增长，最快时达到年均增长 40% 以上。2011 年的医学专业普通高校招生总数是 1952 年的 89.6 倍，是 1978 年的 11.5 倍。见图 3 - 7。

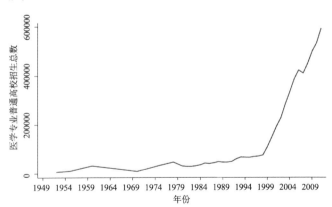

图 3 - 7　1952—2011 年我国医学专业普通高校招生数量发展图

资料来源：《中国卫生统计年鉴 2012》《新中国 60 年统计资料汇编》。

3.1.3　卫生服务发展概况

（1）诊疗次数

改革开放以来，医院的诊疗次数与门急诊次数呈现出先上升，然后保持基本稳定，又下降，再急剧上升的趋势。首先，诊疗次数从 1980 年左右的 10.5 亿次上升到 1992 年的 14.3 亿次，然后再接下来的 10 年间保持在 11 亿—12 亿次之间。2004 年后，随着医疗保险的覆盖增加及老龄化的加剧，医院的诊疗次数急剧上升，从 2004 年的 13.2 亿次增长到 2011 年的 23.7 亿次。见图3－8。

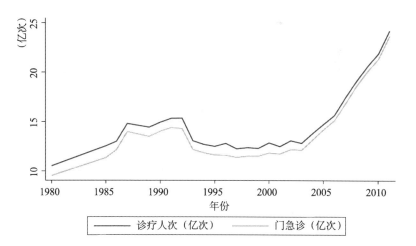

图 3－8　1980—2011 年我国医院诊疗次数和门急诊数量发展图

资料来源：《中国卫生统计年鉴 2012》。

（2）入院人数

医院的入院人数在改革开放初期的前 10 年左右（1980—1991）呈现出稳步上升的趋势，但在整个 20 世纪 90 年代，入院人数保持不变甚至有所下降。2000 年后入院人数急剧上升，年均增长达到了 10% 以上。2011 年的入院人数是 1980 年的 5.1 倍。见图 3 - 9。

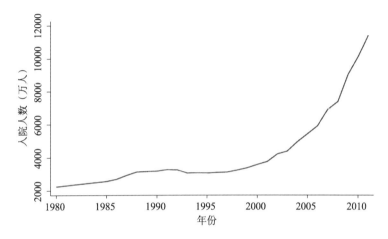

图 3 - 9　1980—2011 年我国医院入院人数数量图

资料来源：《中国卫生统计年鉴 2012》。

（3）病床使用率

病床使用率呈现出先急剧下降后又急剧上升的特征。在整个 80 年代病床使用率保持在 80% 左右，但在整个 90 年代，病床使用率急剧下降，最低的 1999 年下降到 59%，在新世纪以来，病床使用率又急剧上升，至 2011 年，达到最高的 88.5%。我国政府需要在卫生服务领域加强对病床使用率的监控。见图3 - 10。

（4）出院者平均住院日

出院者平均住院日呈现先逐步上升后急剧下降的特征。从 1980 年的平均 14 天上升至 1992 年的 16.2 天后，出院者平均住院日逐步下降，最低至 2011 年的 10.3 天。见图 3 - 11。

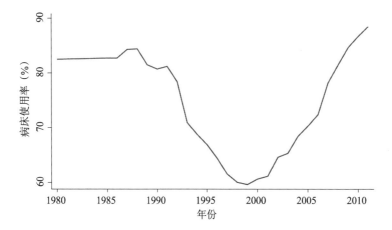

图 3 - 10　1980—2011 年我国医院病床使用率图

资料来源:《中国卫生统计年鉴 2012》。

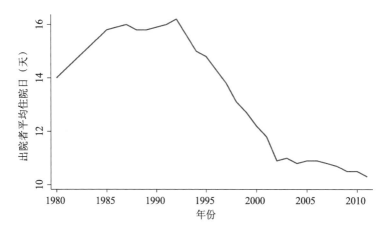

图 3 - 11　1980—2011 年我国出院者平均住院日图

资料来源:《中国卫生统计年鉴 2012》。

（5）医疗保险

随着我国农村及城镇居民、职工医疗保险的普及与推广，医

疗保险涵盖的人群比例逐渐扩大。新农合的参保率达到了 97%
以上，而城镇医疗保险的参考人数也突破了 4.7 亿。见表 3 - 3、
表 3 - 4。

表 3 - 3　　　　2005—2011 年新型农村合作医疗情况

年份	开展新农合县（市、区）（个）	参加新农合人数（亿人）	参合率（%）	人均筹资（元）	当年基金支出（亿元）	补偿受益人次（亿人次）
2005	678	1. 79	75. 66	42. 1	61. 75	1. 22
2006	1451	4. 1	80. 66	52. 1	155. 81	2. 72
2007	2451	7. 26	86. 2	58. 9	346. 63	4. 53
2008	2729	8. 15	91. 53	96. 3	662. 31	5. 85
2009	2716	8. 33	94. 19	113. 36	922. 92	7. 59
2010	2678	8. 36	96	156. 57	1187. 84	10. 87
2011	2637	8. 32	97. 48	246. 21	1710. 19	13. 15

资料来源：《中国卫生统计年鉴 2012》。

表 3 - 4　　　　2005—2011 年城镇居民和职工基本
医疗保险参保人数

	合计（万人）	城镇居民基本医保参保人数（万人）	城镇职工基本医保参保人数（万人）
2005			13783
2006			15732
2007	22311	4291	18020
2008	31822	11826	19996
2009	40147	18210	21937
2010	43263	19528	23735
2011	47292	22066	25226

资料来源：《中国卫生统计年鉴 2012》。

（6）人口出生死亡率

人口出生死亡率在新中国成立后经历了一段时间的下降后开始增长，在 1960 年左右达到了最高峰，随后急剧下降，并一直保持在低位。但 21 世纪以来，由于环境等多方面因素，人口出生死亡率有稍微上升的趋势。见图 3 - 12。

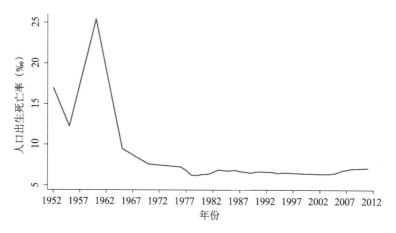

图 3 - 12　1952—2011 年我国人口出生死亡率变化图

资料来源：《中国卫生统计年鉴 2012》。

（7）传染病发病率

我国甲乙类法定报告传染病的发病率在新中国成立初期逐渐上升，并于 1970 年达到顶峰，改革开放之后，随着公共卫生事业的发展，发病率迅速下降，在 21 世纪一直保持着相对稳定的水平。

通过对新中国成立以来我国医疗卫生事业以及公立医院的发展描述，可以看出，以公立医院为主体的我国医疗服务事业已经取得了长足的进步，尤其是在诸如医院数、病床数、卫生人员数等硬件指标上，同时，卫生服务质量也取得了进步，人民健康水

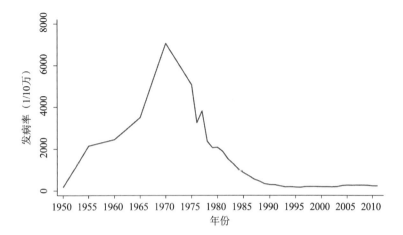

图 3 – 13　1950—2011 年我国甲乙类法定报告传染病的发病率变化图

资料来源：《中国卫生统计年鉴 2012》。

平逐步提高。但政府卫生投入总额、政府卫生投入占比等指标与我国的经济发展水平不相符合，我国在发展医疗卫生事业进行资金投入、人员培养的同时，也必须加强相关制度建设、加强对医疗行业的监管和治理。

3.2　公立医院的地位和作用：医疗服务最优产权结构配置

　　改革开放以来，民营医院逐渐成为我国医疗服务的另一主体，本节以 Hart、Shleifer 和 Vishny（简称 HSV）基本模型为起点，在不完全契约的框架下，内生化契约双方的交易价格。并以三种典型的支付方式为例，分析在不同的交易价格支付方式下，不同产权属性的医院在以质量提高为标志的公益性及以成本降低为标志的经济性两类目标上努力的差异，并通过与完全契约下的最优选择相比较，得出各类支付方式中两类努力程度的差异以及导致的总成本与总质量水平的程度，在此基础上提出适合不同医疗服务类型的支付方式与产权结构。

3.2.1　导言

改革开放以来，为了缓解"看病贵""看病难"的问题，在医疗服务费用日趋高企及政府医疗服务拨款不足的情况下，我国的民营资本逐渐进入医疗服务领域。1984 年我国出现了首家民营医院；2001 年，医疗机构分类管理这一制度开始在我国实行，从此营利性医疗机构拥有相应的合法地位，民营医院开始真正得到大规模的发展；2010 年，国务院颁发了《关于进一步鼓励和引导社会资本举办医疗机构意见的通知》的文件，从政策上进一步保障了民营医院的发展，其数量和规模都在不断地扩展。21 世纪以来我国公立医院与民营医院的发展状况如表 3 - 5 所示。

59

表 3 - 5　　　　　　　公立医院与民营医院发展表

医院分类	指标	2005 年	2006 年	2007 年	2008 年	2009 年	2010 年	2011 年
公立医院	医院数（个）	15483	15141	14900	14309	14051	13850	13539
	床位数（万个）	230	237	244	261	279	301	324
	诊疗人次数（亿人次）	13.2	13.9	15.3	16.5	17.7	18.7	20.5
	入院人数（万人）	4900	5270	6079	6873	7810	8724	9707
	病床使用率（%）	71.5	73.9	80.3	84.0	87.7	90.0	92.0
	平均住院日（天）	10.9	11	10.9	10.9	10.7	10.7	10.5

续表

医院分类	指标	2005 年	2006 年	2007 年	2008 年	2009 年	2010 年	2011 年
民营医院	医院数（个）	3220	4105	4952	5403	6240	7068	8440
	床位数（万个）	14	19	23	27	33	37	46
	诊疗人次数（亿人次）	0.7	0.9	1.1	1.3	1.5	1.7	2.1
	入院人数（万人）	208	292	408	519	678	800	1047
	病床使用率（%）	49.9	50.5	54.6	55.3	58.2	59.0	62.3
	平均住院日（天）	9.6	9.3	9.5	8.7	8.7	8.4	8.5

数据来源：2006—2012 年《中国卫生统计年鉴》。

从表 3-5 可以看到，我国的民营医院取得了快速的发展，2005 年以来，民营医院的数量增加了 1.6 倍，床位数增加了 2.2 倍；而公立医院的数量则保持相对稳定，床位数仅增加 40%。但无论在总体数量、病床数、服务等方面，仍与公立医院存在较大差距。2011 年各类医院诊疗人次及入院人数中，公立医院的诊疗及入院人次数占比达到 91% 左右，而民营医院仅为 9%。公立医院的病床使用率是民营医院的使用率的 1.5 倍。

民营医院既是深化医疗卫生事业改革的必然产物，又对整个医疗卫生事业的发展起着积极的推动作用。随着医疗改革的不断深入，公立医院与民营医院的发展各自暴露出不同的问题和弊端，例如患者普遍对公立医院的服务效率、监管机构对公立医院的成本控制存在诟病，但又对民营医院的成本压缩及其服务质量存在担心。在公立医院与民营医院共存的现状下，如何保持两类不同产权属性的医疗服务机构的健康发展成为各界普遍关心的问题。

当前对于公立医院与民营医院的经营行为存在不同的看法，有人认为，民营医院的加入，增加了竞争，提高了整个行业以及公立医院的服务效率与质量，同时降低了就医成本。也有人认为，当前，公立医院确实效率不高，但是民营医院以营利性作为目标，势必追求利润最大化。因此，应该尽可能扩大公立医院的服务范围。

应该说，现实生活中均存在佐证以上两类观点的现象，作为不同产权结构的医院，公立医院与民营医院在服务成本与质量上究竟谁更优呢？哪些因素影响人们的选择呢？我们认为，支付方式是一个重要的影响因素，在不同的支付方式下，对应着不同的最优产权结构，包括公立医院，民营医院甚至混合所有制——公私伙伴合作（Public Private Partnership，PPP）的医院。本书从不完全契约的角度，结合当前我国典型的医疗服务支付方式，通过理论模型分析，证实以上观点。本节的安排如下：在第二部分对不完全契约下的产权结构理论及实证分析进行文献综述，在基准模型的基础上，第三部分、第四部分分别针对三种典型的支付方式：按服务收费、按人头收费、按绩效收费，研究支付方式与产权结构配置的关系；最后提出结论及展望。

3.2.2 文献综述

世界各国的公共服务提供方式存在巨大差异。Lewis 和 Bajari（2010）的研究表明，公共采购占世界总产出的15%，OECD国家的政府平均外包了42%的商品与服务。但是不同国家之间差别很大，荷兰、英国、德国及日本外包了50%—60%的政府产品，而墨西哥和希腊则选择自己生产，仅外包20%—30%的产品与服务（OECD，2009）。

就医疗服务的提供方式而言，各国之间也存在显著差异，美国公立医院仅占15%，非营利性私立医院占69%，其余16%是营利性私立医院。日本的公立医院数占20%左右。而在英国国家卫生服务制度（National Health Service，NHS）下，公立医院占全国医院总数的95%以上，在伦敦，私立医院仅占0.5%。澳大利亚公立医疗提供的服务约占60%。蔡江南（2013）指出，英国公立医院出现连续丑闻的原因在于在英国公立医院占据绝大多数比例的情况下，政府官僚化的行政性管理方式以及缺乏有效的政府监管。另一方面，美国主要的公立医院——美国退伍军人医疗系统取得成功，一方面是公立医院主要分布在那些市场不感兴趣或无法承担的部分，另一方面是由于大量民营医院的存在，提供了一个供患者比较和选择的标杆。

当契约是完备的时候，所有权关系是不重要的（Sappington和Stiglitz，1987）。因为契约完备时未来各种可能发生的情况均可以在契约签订时订立，但现实中由于未来的不确定性、缔约成本高等各种因素，契约难以完备（Hart，1995；Tirole，1999）。此时，在不完全契约下，所有权是重要的，因为财产所有者可能执行各种无法明确缔约的权力。

在GHM模型的基础上，Hart、Shleifer和Vishny（1997）将不完全契约应用于公共事业中的公有产权中，通过对成本和质量的双重考察来分析剩余控制权的重要性。代理人的努力内容分为两类：提高质量与降低成本，研究结果显示，私人产权下提高质量与降低成本的努力都高于公有产权，但由于质量的可观测性更差，可能导致私人产权下降低成本的努力过度。

谢贞发（2005）在HSV模型中引入了对剩余索取权的配置研究，通过分析剩余控制权及剩余索取权的配置结果，指出不同类型的所有权对代理人行为的激励作用，剩余索取权的不同配置也对两种创新投资（质量与成本）产生影响。指出所有权结构选择是社会福利与效率间的权衡问题，并探讨了合同不完全程度和不同的竞争对所有权结构选择的影响。汤玉刚（2006）研究了我国政府的供给及其效率，指出政府的活动范围是政府在权衡合作公共服务提供方式能够最大化社会净收益的过程中形成的，质量对于按成本压缩反应是否敏感是决定政府是否外包的重要因素。佟珺（2009）应用 HSV 模型分析了我国医疗供给中的政府责任选择，是政府购买还是政府提供，结论是在经济不太发达地区，应倾向于公立医院；当本地经济达到一定水平后，私立医院较之公立医院的质量优势才能显现。王永钦等（2007，2008，2010）分析了公共服务部门的所有权安排及其绩效，认为公共服务部门的产品与服务有着独特的信息结构与激励结构，简单的私有化未必能够改进效率，应该考虑私有化和国有制之间的中间性制度安排。公立组织与私立组织的竞争通过梯布（Tiebout）效应与基准效应来进行，并通过模型分析得出，在公共服务的提供方面，私立和公立组织并存优于单一的所有制。

Eggleston（2008）在 HSV 模型的基础上加入了预算软约束，并在不完全契约中引入第二阶段双方再谈判继续合作的概率，结果表明在内生化服务提供的可替代性后，仍能得到 HSV 模型的基本结论，但由于缺乏控制权，政府管理人员的软激励增加了。Meagher 和 Chu（2011）在 HSV 模型的基础上加入了不完全竞争，对于高的产品替代性与高需求弹性的产品或服务，引入额外的竞争加大了不完全契约的扭曲；而对于低产品替代性的产品或服务，不完全契约的扭曲减少了。Hu 和 Ye（2013）研究了不对称信息下的最优私有化特征。在不对称信息下，完全私有化与完全国有化均不是最优的混合均衡解，存在一个最优的部分私有化率，且此私有化率随着初始需求的增加而减少。

实证研究方面，Silverman 等（1999）发现，营利医院花费在 Medicare 中占比越来越大。Sloan 等（2001）指出，由于医疗服务的信用品特征，营利医院的医疗服务更贵。在对医疗服务所有权的实证研究中，Silverman 和 Skinner（2004）发现营利医院为了从医疗保险 Medicare 中获得补偿，更有积极性上传病人的诊断情况说明。Lindqvist（2008）发展了一个私有化信用品的模型，在质量重要且不可契约的情况下，公立机构不能与私人机构订立一个说真话的机制，因此，在按服务收费（Fee - For - Service）的制度下，私人外包机构会采取过度处理的方式增加向用户征收的费用，但公立机构由于没有财政激励，也会使用自己拥有的对信用品的私人信息拒绝或转移一些他们不愿意接受的任务。他以青少年的医疗护理为例，分析信用品的私有化特征，实证结果表明，私有化的医疗机构由于比公立医疗机构的治疗时间长，导致总费用是公立医疗机构的 2 倍。Andersson 和 Jordahl（2011）分析了外包公共服务的所有权、竞争、质量与缔约之间的关系，并对公共服务的外包进行了综述及分类，根据公共服务的可缔约程度，并借鉴 Levin 和 Tadelis（2010）的实证调查将其分为四类。可完美缔约的公共服务，如垃圾收集等，减少服务成本且不损害服务质量，对于某些难以完全缔约的项目，如火灾预防、监狱等，也运转良好。但是对于最难完全缔约的一类——信用品（credence goods），如医疗服务，外包似乎存在很多问题，并以青少年的医疗护理为例进行了例证，所有权与竞争在公共服务外包的缔约过程中同等重要。

Andersson 和 Jordahl（2011）指出，现有的理论文献强调对所有权配置的研究，而实证文献强调对竞争效应的研究，均未考虑不同的收费模式是否对所有权的最优配置有影响，以及如何影响。

我们考虑在不同收费方式下最优的产权结构配置。收费方式指不同的医疗费用收入方式，大类可分为预付制与后付制以及两者的混合制，总额预付（Global Budget）、按病种收费（DRG）、按人头付费（Capitation）等形式是预付费的基本形式；按服务项目支付（Fee‐For‐Service）、按服务单元付费（Service Unit）等方式是后付费的基本形式。

后付费机制是以病人实际发生的医疗服务数量及服务时长等指标为基础向医疗服务机构或医生支付费用的方式，其中最为典型的后付费机制即按项目收费模式（Fee‐For‐Service），我国医疗服务业一直以来均采用这类支付方式。与之对应，在真实的医疗服务发生之前，患者（或医保方）先将一定的医疗费用预支给医疗服务机构或医生，当然，此额度是固定或定期调整的，这种收费方式称为预付费方式，其中，一种典型的预付费支付方式是按人头收费模式（Capitation）。为了提高激励、质量与安全，更好地管控患者和医疗成本，近几年医疗经济学界借助理论与现实经验，倡导基于患者医治效果方面的信息的做法（Ellis & Miller，2009），于是出现了一种新型医疗服务支付机制——基于功效的支付（Pay for Performance，P4P）（Rosenthal，et al.，2005；Campbell，et al.，2010）。

因此，我们对比分析三种模式的收费方式：按项目收费（后付费）、按人头收费（预付费）、按绩效收费，以此来研究不同类型的收费方式对最优产权结构选择的影响。

3.2.3　模型分析

我们在 HSV（1997）模型的基础上进行分析，在不同的支付方式下，对比分析公有产权与私人产权对公益性目标（本书以提升质量为例）及经济性目标（本书以控制成本为例）两类努力的影响，我们首先陈述标准的 HSV 模型的主要设定，在此基础上内生化契约合同中的交易价格 P，根据支付函数 P 的不同形式，进行分析。

（1）模型假定

假设医疗服务的机构为 H，此机构（公立或民营医院）由（医院承包者或管理者组成的）团队 M 来运作，政府为 G。我们假设政府代表了全社会的利益，其中包含了患者利益，民众与政府间不存在委托——代理关系。参与双方之间的交互包括三个时期，见图 3 - 14。

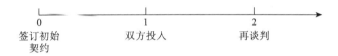

图 3 - 14　模型时间轴

政府 G 与 M 签订契约中的价格为 P，P 可以解释为两种情况：①当 H 为民营医院，M 拥有 H，P 解释为 M 作为独立合约方通过提供医疗服务而获得的价格，在中国的医疗服务市场中，此价格由民营医院在政府监管部门的指导下自行制定，一般受到价格上限的管制。②当 H 为公立医院，G 拥有 H，P 解释为 M 作为一个政府雇员获得的工资性收益。

定义相应的收益与成本如下：

$$B = B_0 - b(e) + \beta(i) \tag{1}$$

$$C = C_0 - c(e) + e + i \tag{2}$$

上两式中，B_0 与 C_0 为初始的收益与成本值，i 和 e 分别代表投入到公益性目标和经济性目标中的努力程度，$c(e) \geqslant 0$ 代表改进成本中相应的成本减少；$b(e) \geqslant 0$ 代表成本改进中导致的质量下降；$\beta(i) \geqslant 0$ 代表质量改进中质量增长的净值。b 测量了契约中成本下降导致的质量下降，而这都很难被准确地写入 G 与 M 签订的契约中。进行改革的净社会收益为：$-b(e) + c(e) + \beta(i)$。

b，c 及 β 的凹凸性与单调性假设为：

$b(0) = 0, b' \geqslant 0, b'' \geqslant 0; c(0) = 0, c'(0) = \infty, c' > 0, c'' < 0,$
$c'(\infty) = 0;$

$\beta(0) = 0, \beta'(0) = \infty, \beta' > 0, \beta'' < 0, \beta'(\infty) = 0; c' - b' \geqslant 0;$
$c(e) \geqslant e$

假设 G 和 M 按照纳什合约来进行再协商分摊收益，如按照 50:50 的比例分摊剩余。并且，任何公益性与经济性目标的改革都必须经过拥有医院 H 所有权的同意，只有所有权的掌握者（即剩余控制权的持有人）才能批准相应的改革。因此，当医院的性质为公立医院时，需要政府同意才能进行公益性和经济性的改革；如果医院为民营医院，由于所有权为医院自身所有，因此不需要政府的批准就可实施这两类改革，很明显，如果不进行再谈判，医院不会实施公益性改革，因为他不能从公益性改革中获得任何利益。

假设当医院为公立医院时，政府 G 能够从净社会收益中获益的比例为 $1 - \lambda (0 \leqslant \lambda \leqslant 1)$，$\lambda$ 测量了政府雇员 M 的不可替代程度（如管理水平、专业技能等），当 $\lambda = 0$ 时，政府雇员完全可替代的；当 $\lambda = 1$ 时，政府雇员是不可替代的。当然，如果医院为民营医院，政府将不能从社会净收益中获利。

（2）完全契约下的最优选择

在一阶最优的情况下，经济性目标的努力 e 与公益性目标的努力 i 都可以在契约中规定。此时，政府 G 与医院 M 通过选择 e 与 i 来实现总净剩余最大化。即：

$$\max_{e,i} \{ -b(e) + c(e) + \beta(i) - e - i \} \tag{3}$$

一阶条件，得最优解 (e^*, i^*)：

$$-b'(e^*) + c'(e^*) = 1 \tag{4}$$

$$\beta'(i^*) = 1 \tag{5}$$

即在契约可以完全缔结的情况下，经济性目标的净边际收益（$-b'(e^*) + c'(e^*)$）等于投入到经济性目标的边际努力成本（即$\frac{d(e)}{de} = 1$），公益性目标的边际收益等于公益性目标的边际努力成本（$\frac{d(i)}{di} = 1$）。

3.2.4 不同支付方式下的最优产权结构

在 HSV（1997）的标准模型分析中，假定价格 P 是外生的，即与 i 和 e 无关。现实中，患者的支付价格及支付方式多种多样，如按服务收费，与付出的总努力成本（B）的努力有关；按人头收费，与付出的努力成本无直接关联；按绩效收费，与质量水平（C）有关。

（1）传统的支付方式：以按服务收费（FFS）为例

按服务收费方式是指补偿额取决于实施医疗服务行为所引起的实际成本。这种方式基于服务项目特征信息，较少基于服务者和患者特征信息（Ellis & Miller，2009）。按项目付费（FFS）是对医院所提供的所有诊断、手术、住院和护理等服务项目成本进行报销并给予每个项目一定的利润率。医疗服务者的收入与服务量直接挂钩（Getzen & Allen，2007）。

由于契约的不完全性，某些时候患者的代表——政府只能观察到服务成本，并以此定价。现实中可以采用成本考核、历史成本计量等方法确立医疗服务成本。在按服务收费的方式下，政府 G 与 M 签订契约中的价格为 $P = P(C_0 - c(e) + e + i)$，假定 $P(0) = 0, P_c'(0) = \infty, P_c' > 0, P_c'' < 0, P_c'(\infty) = 0$。

①私人拥有产权下的均衡：民营医院。如果医院的所有权为 M 所有（民营医院），再谈判会在公益性目标的实现中发生（否

则无法实现公益性目标），假定双方的信息是对称的，根据纳什合约的再协商结果，公益性的净收益 $\beta(i)$ 按照 50:50 的比例来分摊。由于所有权归 M 所有，因此 M 可以不通过 G 而直接执行经济性目标（降低成本），并且 G 要对 M 执行经济性目标而对公益性目标的影响（质量下降）负全部责任。那么双方的得益为：

$$U_G = B_0 - P + \frac{\beta(i)}{2} - b(e) \tag{6}$$

$$U_M = P - C_0 + \frac{\beta(i)}{2} + c(e) - e - i \tag{7}$$

在私人拥有产权，即民营医院下，根据（7）式，M 的得益为：

$$U_M = P(C_0 - c(e) + e + i) - C_0 + \frac{\beta(i)}{2} + c(e) - e - i \tag{8}$$

M 选择 e 与 i 来最大化 U_M，由一阶条件，得此时的最优解为：

$${p'}_c^{*}(-c'(e_M) + 1) + c'(e_M) = 1 \tag{9}$$

$$p_c' + \frac{\beta'(i_M)}{2} = 1 \tag{10}$$

②政府拥有产权下的均衡：公立医院。如果医院的所有权为 G 所有（公立医院），再谈判会在公益性目标与经济性目标的实现中发生，假定双方的信息是对称的，根据纳什合约的在协商结果，公益性的净收益 $\beta(i)$ 按照 50:50 的比例来分摊。双方的得益为：

$$U_G = B_0 - P + \left(1 - \frac{\lambda}{2}\right)\left[-b(e) + c(e) + \beta(i)\right] \tag{11}$$

$$U_M = P - C_0 + \frac{\lambda}{2}\left[-b(e) + c(e) + \beta(i)\right] - e - i \tag{12}$$

在政府拥有产权，即公立医院下，根据（12）式，M 的得益为：

$$U_M = P(C_0 - c(e) + e + i) - C_0 + \frac{\lambda}{2}[-b(e) + c(e) + \beta(i)] - e - i$$

(13)

M 选择 e 与 i 来最大化 U_{1M}，由一阶条件，得此时的最优解为：

$$p'^{*}_c(-c'(e_G) + 1) + \frac{\lambda}{2}[-b'(e_G) + c'(e_G)] = 1$$

(14)

$$p'_c + \frac{\lambda\beta'(i_G)}{2} = 1$$

(15)

由于价格 P 并不出现在社会福利最大化式中，因此，在按服务收费的支付方式下，完全契约下的最优选择结果同（4）、（5）式。

通过比较（4）、（5）与（9）、（10）及（14）、（15）式，根据 b，c 及 β 的凹凸性与单调性假设，可以得到以下命题：

命题 1：在按服务收费的方式下，$e_G < e^* \leqslant e_M$。见图 3 – 15。

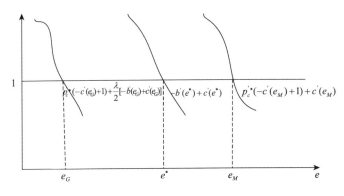

图 3 – 15　传统支付方式下不同产权结构中 e 的均衡水平

命题 2：在按服务收费的方式下 $i_G \leqslant i_M$（当且仅当 $\lambda = 1$ 时，有 $i_G = i_M$），i_M、i_G 均可能大于或等于或小于 i^*。见图 3 – 16。

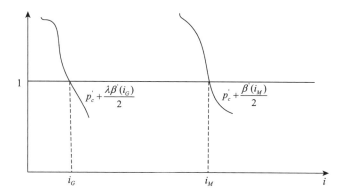

图 3 - 16 传统支付方式下不同产权结构中 i 的均衡水平

我们可以在不同的区间讨论 i_M、i_G 与 i^* 的关系。

第一，当 $0 < P_c' < \dfrac{1}{2}$ 时，此时价格对成本的弹性较小，有 $\beta'(i^*) < \beta'(i_M) < \beta'(i_G)$，由 $\beta'' < 0$，可得 $i_G < i_M < i^*$。此时无论公立医院还是民营医院，对于质量改进的努力均低于最优水平。

第二，当 $\dfrac{1}{2} \leqslant P_c' < 1 - \dfrac{\lambda}{2}$ 时，有 $\beta'(i_M) \leqslant \beta'(i^*) < \beta'(i_G)$，由 $\beta'' < 0$，得 $i_G < i^* \leqslant i_M$。此时公立医院对质量改进的努力低于最优水平，民营医院对质量改进的努力高于最优水平。此时提供的医疗服务超出了患者需要的范围，构成了所谓 "供方诱导需求"（Supplier - Induced Demand）。

第三，当 $1 - \dfrac{\lambda}{2} \leqslant P_c' < 1$ 时，有 $\beta'(i_M) < \beta'(i_G) \leqslant \beta'(i^*)$，由 $\beta'' < 0$，得 $i^* \leqslant i_G < i_M$。此时无论公立医院还是民营医院，对于质量改进的努力均高于最优水平。这时由于价格对成本的弹性很大，导致无论在哪一种医院中，均存在对质量的供方诱导需求。

可以看到，在按服务收费的模式下，比较（4）、（5）与

（14）、（15）式，公立医院降低成本的努力一定低于最优努力，当 $P'_c = \dfrac{1}{2}$ 时，即价格对医疗服务成本的弹性为提高质量努力 i 的边际成本的 $1/2$，$i_G = i^*$。民营医院可能实现与最优选择相同的两类努力水平。比较（4）、（5）与（9）、（10）式，可得，要使民营医院与完全契约下的最优选择一致，成本改进中导致的质量下降值 $b'(e) = 0$ 且 $P'(C_0 - c(e) + e + i) = \dfrac{1}{2}$，即契约中的价格对成本的弹性是提高质量努力 i 边际成本的 $1/2$。上述结论是直观的，降低成本对质量无影响，可得 $c(e) = e$，医院成本节约付出的努力等同于成本的节约，即医院并没有从成本努力中得到成本的节约。同时，由于医院只能获得提高质量净收益 $\beta(i)$ 的一半，所以需要将价格对成本的弹性降低至提高质量努力 i 边际成本的 $1/2$。

（2）改进的支付方式：以按人头收费（Captation）为例

在预先支付系统（PPS）下，在医疗服务提供前事先按照某标准确定服务者所能索取的价格或预算，给予服务者以按质按量提供服务并减低不必要费用的激励（Rosenberg & Browne，2002）。经典预付制主要基于患者特征信息，预付制的各经典形式差异在于所依据的患者特征种类不同而已（Ellis & Miller，2009）。预付制下的价格与服务者的提供成本无关（Jegers, *et al.*，2002），服务成本通过事先给定的额度加以补偿，从而使服务者拥有更强的激励降低服务成本，提高效率。其隐含策略是通过限制医院收入，防止医院延长住院时间或提供不必要的医疗服务，从而减缓（甚至解决）供给诱导需求现象，实现成本控制的目的。

Yi, *et al.*（2005）认为，从按项目付费过渡到以按人头付费、病例付费为代表的住院服务预付制（Captation/DRG），能在不显著影响医疗服务水平的基础上缩小住院患者的住院时间，提高服务质量。各种预付制形式试图弱化所致的服务成本与收益的联系，从而促使各方具有更强的成本控制意识（Robinson，2001）。

由于契约的不完全性，政府不能观察到服务成本或服务质量。在按人头（或按病种）支付方式下，政府 G 与 M 会根据长期的医疗服务数据测算出一个考虑多种因素的合适支付价格，但在契约签订中的价格 P 已事先确定，$P(B) = P_0$，P 不受 i 和 e 的影响。

①私人拥有产权下的均衡：民营医院。在按人头支付的方式下，双方的得益为：

$$U_G = B_0 - P_0 + \frac{\beta(i)}{2} - b(e) \tag{16}$$

$$U_M = P_0 - C_0 + \frac{\beta(i)}{2} + c(e) - e - i \tag{17}$$

此时，M 选择 e 与 i 来最大化 U_M，即：

$$\max_{e,i}\{P_0 - C_0 + \frac{\beta(i)}{2} + c(e) - e - i\} \tag{18}$$

由一阶条件，得此时的最优解为：

$$c'(e^M) = 1 \tag{19}$$

$$\frac{\beta'(i^M)}{2} = 1 \tag{20}$$

②政府拥有产权下的均衡：公立医院。此时双方的得益为：

$$U_G = B_0 - P_0 + (1 - \frac{\lambda}{2})[-b(e) + c(e) + \beta(i)] \tag{21}$$

$$U_M = P_0 - C_0 + \frac{\lambda}{2}[-b(e) + c(e) + \beta(i)] - e - i \tag{22}$$

73

此时，M 选择 e 与 i 来最大化 U_M，即：

$$\max_{e,i}\left\{P_0 - C_0 + \frac{\lambda}{2}\left[-b(e) + c(e) + \beta(i)\right] - e - i\right\} \tag{23}$$

由一阶条件，得此时的最优解为：

$$\frac{\lambda}{2}\left[-b'(e_G) + c'(e_G)\right] = 1 \tag{24}$$

$$\frac{\lambda}{2}\beta'(i_G) = 1 \tag{25}$$

由于价格 P 并不出现在社会福利最大化式中，因此，在按人头收费的支付方式下，完全契约下的最优选择结果同（4）、（5）式。

通过比较（4）、（5）与（19）、（20）及（24）、（25）式，根据 b，c 及 β 的凹凸性与单调性假设，可以得到以下命题：

命题 3： 在按人头收费的方式下，$e_G < e^* < e_M$。

命题 3 中关于不同产权结构下降低成本的努力 e 的结论类似于图 3-15，但关于 e 的参数表达不同。

命题 4： 在按人头收费的方式下，$i_G \leqslant i_M < i^*$（当且仅当 $\lambda = 1$ 时，有 $i_G = i_M$）。见图 3-17。

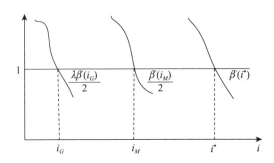

图 3-17　改进支付方式下不同产权结构中 i 的均衡水平

上两式的结论表明，与最优情况时相比，无论是何种产权属性的医院，投入到提高质量的努力程度均低于最优情形时的努力程度，但民营医院与公立医院相比较而言，民营医院投入到提高质量的努力程度更大，但同时，民营医院投入到降低成本中的努力过度了，甚至高于最优情形时的努力。

这说明，不同类型的所有权对代理人——医院管理者的行为产生了重要影响。在契约不完全的情况下，不同类型的医院 M 对两种行为进行选择：实现经济性目标及公益型目标的行为。前者带来了负的外部性而后者的收益依赖所有权的配置来分配，公立医院和民营医院在其不同所有权下各自的投资激励不同。

在按人头支付方式下，政府 G 与 M 签订契约中的价格 P 已事先确定，P 不受到 i 和 e 的影响。民营医院与公立医院均不能达到最优选择相同的两类努力水平。一方面，民营医院有过于强烈的降低成本的努力 e_M，而公立医院降低成本的努力 e_G 不足；另一方面，两类医院提高质量的努力均低于最优水平。因此，此时只能根据成本节约与质量提高两类目标的重要性来权衡。

（3）新型支付方式：以按绩效收费（P4P）为例

由于契约的不完全性，政府只能观察到服务质量，并以此定价。政府可以通过医疗保险机构，或医院的评级获知医疗服务的质量等级。再按绩效收费的模式下，按照质量为不同的医疗服务付费 $P(B) = P(B_0 - b(e) + \beta(i))$。假定：

$$P(0) = 0, P_B'(0) = \infty, P_B' > 0, P_B'' < 0, P_B'(\infty) = 0。$$

①私人拥有产权下的均衡：民营医院。在私人拥有产权，即民营医院下，M 的得益为：

$$U_M = P(B_0 - b(e) + \beta(i)) - C_0 + \frac{\beta(i)}{2} + c(e) - e - i \qquad (26)$$

M 选择 e 与 i 来最大化 U_M，由一阶条件，得此时的最优解为：

$$-b'(e_M) * p'_B + c'(e_M) = 1 \tag{27}$$

$$p'_B * \beta'(i_M) + \frac{\beta'(i_M)}{2} = 1 \tag{28}$$

②政府拥有产权下的均衡：公立医院。在政府拥有产权，即公立医院下，根据（12）式，M 的得益为：

$$U_M = P(B_0 - b(e) + \beta(i)) - C_0 + \frac{\lambda}{2}[-b(e) + c(e) + \beta(i)]$$
$$-e - i \tag{29}$$

M 选择 e 与 i 来最大化 U_M，由一阶条件，得此时的最优解为：

$$-b'(e_G) * p'_B + \frac{\lambda}{2}[-b'(e_G) + c'(e_G)] = 1 \tag{30}$$

$$p'_B * \beta'(i_G) + \frac{\lambda\beta'(i_G)}{2} = 1 \tag{31}$$

由于价格 P 并不出现在社会福利最大化式中，因此，此时的完全契约下的最优选择结果同（4）、（5）式。

通过比较（4）、（5）与（27）、（28）及（30）、（31）式，根据 b，c 及 β 的凹凸性与单调性假设，可以得到以下命题：

命题5：在按绩效收费的方式下，$e_G < e_M$，$e_G < e^*$，e_M 可能大于或等于或小于 e^*。见图 3 - 18。

命题6：在按绩效收费的方式下，$i_G \leq i_M$（当且仅当 $\lambda = 1$ 时，有 $i_G = i_M$），i_M 与 i_G 均可能大于或等于或小于 i^*。

命题6中关于不同产权结构下提高质量的努力 i 的结论类似于图 3 - 16，但关于 i 的参数表达不同。

我们可以在不同的区间讨论 i_M 与 i^*、e_G 与 e^* 的关系。

第一，当 $0 < P'_B < \frac{1}{2}$ 时，此时价格对质量的弹性较小，有 $c'(e_M) < c'(e^*) < \beta'(e_G)$，由 $c'' < 0$，可得 $e_G < e^* < e_M$。有 $\beta'(i^*) < \beta'(i_M) < \beta'(i_G)$，由 $\beta'' < 0$，可得 $i_G < i_M < i^*$。此时公立

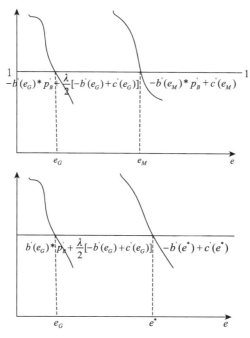

图 3 - 18　新型支付方式下不同产权结构中 e 的均衡水平

医院降低成本与提升质量的努力均低于最优水平；民营医院降低成本的努力超过了最优水平，但提升质量的努力低于最优水平。

第二，当 $\frac{1}{2} \leqslant P'_B < 1 - \frac{\lambda}{2}$ 时，有 $c'(e_M) < c'(e^*) < \beta'(e_G)$，由 $c'' < 0$，可得 $e_G < e^* < e_M$。有 $\beta'(i^*) \leqslant \beta'(i_M) < \beta'(i_G)$，由 $\beta'' < 0$，可得 $i_G < i^* \leqslant i_M$。此时公立医院降低成本与提升质量的努力均低于最优水平；民营医院降低成本与提升质量的努力均超过了最优水平。

第三，当 $1 - \frac{\lambda}{2} \leqslant P'_B < 1$ 时，有 $c'(e_M) < c'(e^*) < \beta'(e_G)$，由 $c'' < 0$，可得 $e_G < e^* < e_M$。有 $\beta'(i_M) < \beta'(i_G) \leqslant \beta'(i^*)$，由 β''

<0，可得 $i^* \leqslant i_G < i_M$。此时公立医院降低成本的努力低于最优水平，提升质量的努力高于最优水平；民营医院降低成本与提升质量的努力均超过了最优水平。

第四，当 $P'_B \geqslant 1$ 时，有 $c'(e^*) < c'(e_M) < \beta'(e_G)$，由 $c'' < 0$，可得 $e_G < e_M < e^*$。有 $\beta'(i_M) < \beta'(i_G) < \beta'(i^*)$，由 $\beta'' < 0$，可得 $i^* < i_G < i_M$。此时公立医院降低成本的努力低于最优水平，提升质量的努力高于最优水平。

在按绩效收费的方式下，比较（4）、（5）与（23）、（24）式，公立医院降低成本的努力一定低于最优努力，当 $P'_B = 1 - \dfrac{\lambda}{2}$ 时，$i_G = i^*$。比较（4）、（5）与（26）、（27）式，当 $P'_B = \dfrac{1}{2}$ 时，即价格对医疗服务质量的弹性为提高质量努力 i 的边际成本的 $1/2$，$i_M = i^*$。当 $P'_B = 1$ 时，即价格对医疗服务质量的弹性等于提高质量努力 i 的边际成本，$e_M = e^*$。由此可知民营医院也不能同时实现与最优选择相同的两类努力水平。

（4）不同支付方式的比较

在不同的支付方式下，由于医疗服务对成本及质量的弹性差异，导致在公立医院及民营医院的不同所有权属性下，提升质量的努力与降低成本的努力与完全契约时的最优努力情况不同。表3-6列出了三种典型支付方式下关于降低成本的努力 e 与提升质量的努力 i 关系的基本结论。

表3-6　　　　　不同支付方式以下的努力比较

支付方式	e	i
按服务收费	$e_G < e^* \leqslant e_M$	$i_G \leqslant i_M$
按人头收费	$e_G < e^* < e_M$	$i_G \leqslant i_M < i^*$
按绩效收费	$e_G < e_M，e_G < e^*$	$i_G \leqslant i_M$

三种典型支付方式下，$e_G < e_M$ 且 $e_G < e^*$，$i_G \leqslant i_M$（当且仅当 $\lambda = 1$ 时，有 $i_G = i_M$）的结论均成立。即公立医院降低成本的努力低于民营医院，且公立医院降低成本的努力一定低于最优努力；公立医院提高质量的努力也低于民营医院，当且仅当 M 不可替代（$\lambda = 1$）。但三种情况下的 e_G 与 e_M、i_G 与 i_M，与完全契约下的最优选择 e^* 与 i^* 的关系各不相同。在按服务收费及按人头收费的模式下，公立医院降低成本的努力不足，民营医院降低成本的努力过度；而在按绩效收费的模式下，公立医院降低成本的努力不足，但民营医院可能能够达到最优的降低成本努力。在按人头收费的模式下，公立医院与民营医院提升质量的努力均低于最优努力水平；而在按服务收费及按绩效收费模式下，公立医院与民营医院均可能达到最优努力水平。

我们接着分析不同收费模式下的总成本水平 $C_0 - c(e) + e + i$ 及总质量水平 $B_0 - b(e) + \beta(i)$。在不同的价格对成本或质量弹性下，公立医院、民营医院在总成本与总质量上与最优水平的比较各不相同。如表 3 - 7 所示。

表 3 - 7　　不同支付方式以下的总成本与总质量比较

支付方式	条件	总成本水平 $C_0 - c(e) + e + i$	总质量水平 $B_0 - b(e) + \beta(i)$
按服务收费	$0 < P'_c < \dfrac{1}{2}$	$M < ^*$ G 与 * 关系不定	$M < ^*$ G 与 * 关系不定
	$\dfrac{1}{2} \leqslant P'_c < 1 - \dfrac{\lambda}{2}$	M, G 与 * 关系不定	M, G 与 * 关系不定
	$1 - \dfrac{\lambda}{2} \leqslant P'_c < 1$	$G > ^*$ M 与 * 关系不定	$G > ^*$ M 与 * 关系不定
按人头收费		$M < ^*$ G 与 * 关系不定	$M < ^*$ G 与 * 关系不定

续表

支付方式	条件	总成本水平 $C_0 - c(e) + e + i$	总质量水平 $B_0 - b(e) + \beta(i)$
按绩效收费	$0 < P'_B < \dfrac{1}{2}$	$M < ^*$ G 与 * 关系不定	$M < ^*$ G 与 * 关系不定
	$\dfrac{1}{2} \le P'_B < 1 - \dfrac{\lambda}{2}$	M、G 与 * 关系不定	M、G 与 * 关系不定
	$1 - \dfrac{\lambda}{2} \le P'_B < 1$	$G > ^*$ M 与 * 关系不定	$G > ^*$ M 与 * 关系不定
	$P'_B \ge 1$	$G > ^*$ $M > ^*$	$G > ^*$ $M > ^*$

注：G、M 及 * 表示公立医院、私立医院及最优情况。

对于基本卫生医疗服务，其价格（对成本或质量）的弹性较小，在三种方式下民营医院的服务质量均低于最优水平，因此可倾向于公立医院提供。而对于弹性较高的高端医疗服务，如医疗美容、专科服务等，可以采用按绩效收费的方式，由公立或民营医院提供。

因此，对不同产权属性的医疗服务机构来说，需要根据自身对于控制成本与提升医疗质量的关注程度的差异，以及总成本与总质量水平与最优水平的比较，来选择合适的产权属性及医疗服务支付方式。

3.2.5　结论及展望

在不完全契约的框架下，通过内生化医疗服务契约双方的价格 P，并以三种典型的支付方式为例，分析了医疗服务支付方式与产权结构之间的关系，不同的支付方式对公立或民营医院降低成本与提高质量的努力影响不同。与公立医院相比，民营医院总是存在较强的降低成本的努力，在按绩效收费模式下，可以把民营医院降低成本的努力控制在最优努力水平。同样，与公立医院相比，民营医院总是存在较强的提高质量的努力，在按服务收费及按绩效收费的方式下，可以把民营医院提高质量的努力控制在最优努力水平。同时，在不同的价格与成本及质量的弹性区间内，与完全契约下的最优水平相比较，公立医院、民营医院的总成本、总质量水平均有所不同。

研究表明，所有权及支付方式的选择决定了医院行为。在契约不完全的情况下，医院采用的降低成本和提高质量这两种努力行为带来不同的影响，降低成本产生负外部性，而提高质量的收益依赖于不同的支付类型与所有权配置的差异，公立医院和民营医院在其不同所有权及支付方式下各自的投资激励不同。因此，在我国引入民营医院参与医疗服务后，应该考虑不同的收费模式对患者医疗服务成本、服务质量的影响，在既定的产权结构下，根据契约双方对成本及质量的关注程度不同，选用合适的支付方式。同时，也可以根据既定的支付方式，在不同的产权结构，如公有、私有以及公私合营（PPP）间进行选择。

本研究可以在以下方面拓展。首先，基于政府是代表着社会的利益，但现实中医疗服务存在多个政府（监管）机构，这些不同的机构之间存在利益争夺及冲突，当我们放松这一假设时，则许多结论将发生变化。其次，医院还面临着事后竞争，不同类型的医院之间存在着成本及质量的竞争，在不同的竞争形态下（如寡头或垄断竞争），研究结论也可能有所改变。另外，我们也可以考虑产权在公有与私有之间的部分配置，即公私合营模式下的两类努力程度的特征。

3.3 我国公立医院监管体制的制度演进

制度的演进是主体有意识地进行制度的重构与调整，以实现一定的组织目标，制度演进包含了替代、转换、交易以及创新等诸多过程。公共医疗制度是新中国成立之后建立的一个重要社会保障与服务的制度，其演化与变迁的过程，内嵌在整个社会经济的演变过程中，因此，我们首先以改革开放作为一个重要的时间分割点，来分析改革开放前的计划经济时期以及改革开放后的市场经济时期公立医院监管制度的演变。

3.3.1 计划经济时期的公立医院监管体制的制度演进

新中国成立初期，针对当时卫生工作面临着人民疾病丛生、缺医少药的局面，党和国家确立了新中国开展卫生工作的四大方针。内容包含：一是面向工农兵，二是预防为主，三是团结中西医，四是卫生工作与群众运动相结合。四大方针的提出和确立，为新中国卫生事业的发展指明了方向。

1949 年 9 月制定的《中国人民政治协商会议共同纲领》第四十八条规定，推广卫生医药事业。同年 11 月，中央人民政府卫生部正式成立。并且，在新中国成立初期，各地的基层卫生组织成立了"卫生工作者协会"，这成为新中国成立后基层医疗卫生工作最早的组织形式。

从新中国成立到 1954 年，被称为新中国卫生工作奠定基础的时期。随着第一个五年计划的实施，我国政府陆续投资建立了大批公立医院，逐步建立起了各级基层卫生组织，构建了公立医院服务体系。1950 年 8 月召开的第一届全国卫生会议中决定，要大力培养卫生人员，从而为建立基层卫生组织做好准备。同时，要建立最必需的规章制度，加强医院管理。1952 年 12 月召开的第二届全国卫生会议上建立了爱国卫生运动委员会，称为经常性的卫生运动领导组织机构。1953 年 12 月召开的第三届全国卫生会议上，提出更大努力培养卫生干部，开展爱国卫生运动与预防流行疾病工作。同时，新中国成立初期，与新民主主义制度相适应，政府依然允许私人诊所和民营医院的存在和发展，但随后私人和民营医院逐渐退出医疗服务市场，如 1951 年 4 月，卫生部发布《关于健全和发展全国卫生基层组织的决定》以及《关于调整医药卫生事业中公私关系的决定》。到 1980 年，我国民营经济类型的医疗机构也不复存在，在医疗领域只有全民所有制或者集体所有制的医疗机构。

　　这期间，国家先后颁布了大量与发展医疗卫生组织、培养医疗卫生人才相关的法律法规。包括《关于健全和发展全国卫生基层组织的决定》《关于发展卫生教育和培养各级卫生工作人员的决定》。1950 年周恩来总理指示，在近几年内，在每个县和区建立卫生工作机构。对于新中国成立前的私营医疗服务机构，国家也做出了关于调整卫生事业中的公私关系的规定，包括促进公立的、私立的和公私合营的医疗机构的互相合作，不得有所歧视；公私药厂在统一计划下进行合理的分工。

　　1954 - 1965 年，基层公立医院系统逐渐建立。这段时间是我国卫生工作获得全面大发展的时期。在防治流行性疾病和保护母婴健康方面取得了显著成绩。并且，随着医疗保健制度的建立，城乡卫生医疗网络基本形成。这一段时间，对医疗卫生的管制体现了公益性有余或公益性优先的特征，主要表现为基本医疗卫生服务的价格管制和医保分摊，如在 1955 年，卫生部与财政部发布的《关于改进医疗财务管理的联合通知》中，明确指出，医院的收入二号支出均全部在国家预算之内，根据医院的收支实际差额财政补齐，如果存在年终结余，结余全部上交。实施免费或低价提供基本医疗卫生服务，政府忽视成本，对医疗服务实施严格的价格管制，当然这较好地解决了人民群众看病贵的问题。但同时，也导致医务人员积极性不足，外部竞争环境上，公立医院外部缺乏供给竞争机制、保险制约机制；而在内部治理环境中，卫生部、财政部1960年颁布《关于医院工作人员的工资全部由国家预算开支的通知》，确立了公立医院收支两条线的制度安排和工资收入"大锅饭"的分配制度，严重的挫伤了医务人员的积极性，因此解决不了看病较难的问题，这一阶段的政府管制制度特征是"公益性有余，积极性不足"。

而在1966－1976年中，卫生工作受到极大冲击，但在周恩来总理等的关心下，在原有政策的延续下，也取得了一些成就。包括农村赤脚医生队伍和基层卫生组织的发展、合作医疗普遍开展起来。1976年7月，我国发生的唐山大地震中，卫生部也积极有效地组织了全国19个省市自治区的医疗队参加抗震救灾卫生工作。

从新中国建立到改革开放之前的30年间，我国的医疗卫生事业取得了长足的进步，政府通过兼顾公平、效率及社会响应等原则，以公立医院为绝对主体的医疗服务体系取得了良好的绩效，人均寿命得到迅速提高。1978年世界卫生组织通过的《阿拉木图宣言》，向全世界推广中国的合作医疗、赤脚医生等制度。

计划经济时期我国医疗改革及公立医院监管大事件历程见表3－8。

表 3 - 8　　　　　　计划经济时期我国医疗改革及

公立医院监管大事件历程

时间	事件	监管内容
1949 年 11 月	中央人民政府卫生部正式成立	统筹监管
1950 年 8 月	第一届全国卫生会议中，制定"面向工农兵，预防为主，团结中西医"的全国卫生工作方针	建立监管制度
1951 年 4 月	《关于健全和发展全国卫生基层组织的决定》以及《关于调整医药卫生事业中公私关系的决定》由卫生部发布。逐步确立公立医院的医疗服务绝对主体地位	建立公立医院体系
1952 年 12 月	第二届全国卫生会议，总结了当时开展爱国卫生运动的经验，将"卫生工作与群众运动相结合"列入我国卫生工作方针形成了指导我国卫生工作的四大方针	完善监管制度
1953 年 12 月	第三届全国卫生会议，总结了新中国成立以来卫生工作的成绩、经验和教训，继续加强与完善流行病、传染病的公共卫生服务	公益性监管
1955 年 9 月	《关于改进医疗财务管理的联合通知》由卫生部与财政部发布，医院实行"全额管理、差额补助"	经济性管制
1960 年 2 月	卫生部、财政部颁布《关于医院工作人员的工资全部由国家预算开支的通知》，"全额管理、定项补助、预算包干"的政策在卫生部门所属医院中开始实行，即"包工资"	经济性管制

通过表 3 - 8 可以看出，我国在改革开放之前，对公立医院的监管集中在提供公费或低成本的医疗服务上，其主要内容是加强医疗服务的公益性，并减弱医疗服务的经济性。在国家补贴的情况下，这部分解决了"看病贵"的问题，但由于相关制度无法调动医疗服务人员的积极性，平均主义与吃"大锅饭"的现象比较严重。

3.3.2 改革开放后的公立医院监管体制的制度演进

改革开放后，我国的公立医院在经济快速增长的大环境下，其规模和人数等指标都取得了快速发展，我国的公立医院监管制度在不同时期由于政府采取的不同监管措施，呈现出分阶段变化的特征。

1978－1984 年是医疗改革及公立医院监管的调整期。在整个改革开放强调经济效益的背景下，国家逐步调整对公立医院的考核和监管内容，公立医院逐步重视其经济性目标的考核。1979 年 4 月，国家医药管理总局成立，并在北京举行全国医药工作会议。这次会议研究了医药统一管理的体制和机构设置问题。1979 年 4 月，《关于加强医院经济管理工作的意见》由卫生部联合财政部与国家劳动总局发布。1981 年 3 月，《医院经济管理暂行办法》和《关于加强卫生机构经济管理的意见》等文件又相继出台。

我国自改革开放以来，经历了多次公立医院改革，从经济性目标与公益性目标改革比较的角度来看，由于医疗资源的稀缺性及实现经济性目标与公益性目标成本的替代性，尤其是在我国长期存在"看病难"问题的困扰下，更多的资源被用于实现经济性目标，表现为公立医院收入、病床数等经济性指标的持续高速增长，而由于资源被占用，公益性目标停滞不前，人民群众医疗服务满意度不高，改革开放后，"看病难"问题未能得到有效解决，并且"看病贵"问题逐渐产生。经济性目标监管者成为公立医院的主导监管者，同时两类监管者之间缺乏有效的沟通或第三方协调，经济性目标监管与公益性目标监管的合作难以形成。

同时，经济性目标与公益性目标的改革也不是同步的。在经过 1978—1984 年的调整期后，1985—1992 年间，政府通过对医

院的自主权扩大及放权让利，借鉴国有企业改革的模式，政府对
医疗卫生服务的投入逐年减少，医疗机构逐步进行了市场化运
作，经济性目标是这一阶段改革的重点，经济性目标监管者拥有
了明显的"先发优势"。例如，仿照企业改革的措施，全国卫生
机构逐步开展了多种形式的责任制方案。目标管理、任务指标、
定额包干、经济核算、岗位责任制、多劳多得的分配制度以及行
政首长负责制等方法逐步在医疗系统中应用及实施。李玲等
（2008）指出，"放权让利"有针对性地解决了当时存在的医院
微观效率低下、服务供给不足的问题，当然，其弊端也是明显
的，导致了供方诱导需求（Supplier - Induced Demand）的蔓延。

从 1992—2000 年的第三阶段，随着市场经济的深入，我国
确立了社会主义市场经济体制。1992 年国务院《关于深化卫生
医疗体制改革的几点意见》的出台，1997 年颁布了《中共中央、
国务院关于卫生改革与发展的决定》。虽然出现了对医疗机构市
场化是非的争议，但这一阶段仍然是经济性目标监管者主导。
1994 年实施的财政分税制改革加剧了地区间的医疗卫生不公平，
农村卫生相对进一步弱化。这一阶段，公立医院开始探索以调整
和完善内部运行机制为主的改革，借鉴企业改革的经验，采用股
份制、内部职工持股等方法，导致政府对医院的监管不力。

而从 2000—2005 年，医疗改革市场化的负面影响逐渐显现，
尤其是 2003 年 SARS 爆发后，关于经济性目标与公益性目标的
争论也逐渐深入。"强化政府责任"成为这一时期医疗卫生改革
的指导思想，政府提出了提高政府卫生投入、加强财政转移支
付、加强农村医疗卫生服务能力、新型农村合作医疗制度的建
立、与医院运行相配套的药品生产与流通监管等措施。

从 2005 年开始的医疗改革才开始注重公立医院的公益性目
标，并强调新一轮医改的特点在于公益性，在此阶段，医疗保险

87

覆盖广度加大，基本药物制度建立，公益性目标逐步得到体现。但由于经济型目标的"先发优势"，在国家一再强调公益性目标的同时，公立医院的追逐经济性目标的势头却并未减弱，事实上至今为止，尚无明确的关于公立医院"公益性"的定义与一致的考核体系，由此导致当前状况下公益性目标监管与经济性目标监管的失衡。表3-9列出了改革开放以来我国医疗改革及公立医院改革中关于经济性与公益性监管的重要事件。

表3-9   改革开放以来我国医疗改革及公立医院
经济性与公益性监管大事件历程

时间	事件	监管内容
1985年4月	《关于卫生工作改革若干政策问题的报告》中提出放宽政策、多方集资等措施，拉开医疗机构转型的序幕	经济性监管
1989年	《关于扩大医疗卫生服务有关问题的意见》提出承包制、有偿服务、调整收费标准等5项措施。通过市场化来调动人员积极性	经济性监管
1992年9月	《关于深化卫生医疗体制改革的几点意见》中要求医院"以工助医、以副补主"等。刺激医院创收，弥补收入不足	经济性监管
1993年9月	卫生部发布《关于加强医疗质量管理的通知》	公益性监管
2000年2月	八部委联合发布《关于城镇医药卫生体制改革的指导意见》，并发布了后续13个配套政策	经济性监管为主，公益性监管为辅。未建立多方合作机制
2005年3月、7月	《关于深化城市医疗体制改革试点指导意见》（内部征求意见稿）中明确确定且更为突出了公立医疗服务机构的公益性	公益性监管

续表

时间	事件	监管内容
2006 年 9 月	联合 11 个有关部委组成的医疗改革协调小组成立，由发改委主任和国家卫生部部长共同出任医改小组组长，新一轮的医疗改革开始	经济性与公益性共同的综合监管，加强沟通合作机制
2009 年 3 月	《关于深化医药卫生体制改革的意见》及《医药卫生体制改革近期重点实施方案（2009—2011 年）》中，提出"坚持公共医疗卫生的公益性质和社会效益原则"	强化公益性监管
2010 年 2 月	《公立医院改革试点指导意见通知》中，其指导思想为"坚持公立医院的公益性质，把维护人民健康权益放在第一位"	强化公益性监管
2012 年 6 月	国务院发布《关于县级公立医院综合改革试点的意见》，提出"建立以公益性质和运行效率为核心的公立医院绩效考核体系"	深化公益性监管，注重经济性与公益性共同的综合监管

　　通过对我国改革开放以来经济性目标与公益性目标监管的对比分析，可以看到，自改革开放到 2005 年间，我国当前的公立医院监管中，经济性目标监管者先行动，公益性目标后行动，且两类监管者几乎不存在合作，使得经济性目标监管者逐渐形成监管上的先动优势。而这种情况必然导致强势的经济性目标监管者主导监管体系，在经济性目标最大化的目标下激励公立医院占用实现公益性目标的资源，过度强化经济性监管，最终导致患者满意度下降以及"看病贵""看病难"、医患关系紧张。石光等（2003）研究发现，公立医院基于公平意义上的社会功能自 1985年后已经全面下降，也与我国公立医院改革中经济性目标先动的

时期一致。自 2005 年以来，我国开始强化公立医院的公益性监管，并注重多个监管者之间的沟通、交流、合作，公立医院的多个目标监管开始逐渐由过度失衡走向逐渐平衡的方向，并在强化公益性目标的基础上，将公益性监管深化到县级公立医院，这将有利于实现我国公立医院监管的多重目标。我们利用图 3-19 对新中国成立以来的公立医院监管制度变迁进行了归纳。

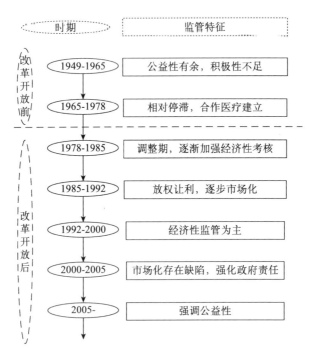

图 3-19　公立医院监管制度特征变迁图

在机构设置上，在从计划经济到市场经济的发展过程中，我国的医疗管理体制也在发生变化，在计划经济及改革开放初期，我国的医疗卫生行政管理体制是集中统一的。1998 年 3 月，原卫生部的公费医疗和劳保医疗职能划归财政部与劳动和社会保障部，药品的管理职能划归国家药品监督局。监督管理机构分设的目的是为了增强医疗保障、药品监督的能力，但事实上，随着我国医疗卫生改革的进一步深入，由于各部门之间目标不一致，监管措施的差异带来了更多问题，在部门分设的收益与成本比较来看，部门分设带来的损失大于分设带来的收益。

3.4　利益集团形成的路径分析

通过对公立医院发展及医疗监管制度的分析，我们分析了新中国成立以来我国公立医院的制度演进，新制度经济学派认为，利益集团与制度演化相互影响。我国医疗改革的过程中，尤其是改革开放以来，不同利益群体通过多种机制，逐渐形成各自的利益代表和利益集团。在医疗改革及公立医院监管政策的制定、执行中，利益集团通过各自的表达途径去传输自己的观点和进行利益表达，以影响最终的决策制定和执行效果，实现最大化自身利益的目标。

林毅夫及拉坦等（1984）提出诱致性制度变迁和强制性制度变迁的概念。我国的医疗体制改革制度从表面上看，是中央政府通过制定和执行相关政策法规采取自上而下强制性推进的方式进行，属于强制性制度变迁的方式，但事实上，大量医疗卫生制度的诱导性改革的主体最初来自于基层，如国务院发展研究中心2005 年对中国医疗改革"不成功"的论断导致对中国医改的大讨论，以及新一轮医疗改革的实施等诸多例子都印证了这一点。因此，强制性变迁过程中同时也存在诱导性的因素。

皖河（2002）、杨光斌等（2008）及杨靖（2010）等大多数人认为，中国在改革开放之前不存在明显的利益集团，因为在这一阶段中国社会大众的利益分化还不明显，社会趋同性较强。而改革开放后，多元化的经济结构和众多利益不同的社会阶层逐渐形成，利益集团逐步形成。夏冕（2010）将我国医疗卫生制度中的利益集团发展分为三个阶段。（1）利益集团产生的萌芽和博弈环境形成阶段；（2）中央与地方政府、国家与企业利益分化阶段；（3）微观利益集团成长阶段以及微观利益集团成熟及多元经济主体博弈的阶段。

基于制度变迁理论，分析医改不同阶段公立医院角色演变中的诱致性因素与强制性因素。我们得出公立医院的利益集团有：

政府机构。包含各类利益各异的政府部门，包含发改委、卫生部、人力资源与社会保障部、财政部、民政部、国家工商行政管理总局、食品药品监督总局、国家中医药局以及审计署、税务总局、教育部等；以及各级地方政府。政府机构作为强制性制度变迁的实施者，拥有很强的决策影响及制定能力，但同时，由于公立医院的相关政策制定权力分布在各个不同的部委，而我国自2000年后的医疗卫生改革决策越来越多的由各部委联合制定，因此，不同部委之间的利益争夺也愈加激励，同时，挂靠各个部委的行业协会，也逐渐成为医疗行业各利益相关方的意见表达通道，各大企业通过协会表达各自意见。

药品生产与流通企业。包括药品、器械、设备生产与流通企业。医药企业通过寻求与政府管理机构之间的权力寻租关系，在基本药物制度、生产、采购等各个环节扩大自身利益所得。同时，医药生产企业和医药流通企业之间也通过合谋的方式，共同构建利益联盟，最大化药品利益。

医疗保险机构。包括政府设立的医疗保险和商业保险机构等。保险机构同样通过扩大自身在政府决策、保险额度、共保额度等政策性措施的决策影响，谋求自身的最大利益，并且，我国的医保机构并未成为当初设计那样作为真正投保者的利益代表，反而在自身利益的趋势下，未能有效保护患者利益。

公立医院院长、医师等。作为公立医院内部的利益群体，医院的院长、医师等拥有处方权和信息优势，他们即使在既定的各项监管措施下，仍然可以通过自身的专业优势获取利益，但在既定监管下，他们更多的是向无组织的利益群体——患者获取利益。当然，他们也通过自身渠道，如专业媒体、两会专家建议等传达自身对于政策制定的影响力。

私营及民营医院。作为公立医院的市场竞争者，私营及民营医院也发出自身的利益诉求声音，我国当前的民营医院更多的是通过媒体、全国工商联等机构发出自身的影响。

患者。作为医疗服务的需求方，患者拥有医疗服务的选择权，但在我国"看病难"及优质医疗资源稀缺的现实背景下，这种权力很小。并且，患者这一数量巨大但是松散的利益团体，表达自身利益的方式极其有限，消费者协会是患者表达自身利益的一种方式，但消费者协会的声音极其有限，我国当前出现的某些极端杀医事件就是患者利益无法正常表达的体现，同时，政府举办的各类医疗保险机构部分承担了患者经济利益的表达机构，但政府作为人民群众的代理人，患者的诉求还需要更通畅的表达机制。

在医疗改革的背景下，具体在公立医院监管中，与公立医院相关的利益集团发育和形成也大致遵循这一路径，在 80 年代，我国的公立医院改革及监管处于调整及发展期，在医疗服务提供方"大锅饭"激励措施低效导致效率低下，需求方"看病难、住院难、手术难"等困难的推动下，公立医院监管最大的特点就是放权让利，逐步放松管制，同时，监管机构的功能逐渐分化，不同部委逐步形成各自对公立医院的监管范围，如卫生部对公立医院的日常运营的监管，财政部对医院财政拨款等的监管，发改委对医院大型设备购置的监管等，同时由于企业改革的进行，考虑成本收益的药品生产企业也逐步形成自身的利益团体。而在 90 年代，随着社会主义市场经济体制的确立，与公立医院相关联的利益各方更为强调自身的经济利益，而中央及地方政府在财政分权、分税制等导致的 GDP 竞赛中，对于公立医院短期的经济性目标和某些确定性指标的追逐，以及对某些长期性目标如公益性的淡化，导致中央政府与地方政府在公共服务上的利益冲突，不同部委之间对于各自目标追逐导致的监管低效，医疗企业、商业保险企业等对于商业利益的追逐，而患者这一潜在利益集团由于缺乏有效的利益表达机制，这一阶段不同利益集团逐步分化。进入 21 世纪后，各个利益集团逐步成熟，通过自己建立的信息沟通、利益表达机制向决策者表达相应的诉求，这在我国 2005 年以后的公立医院改革中体现得较为明显，利用公共传媒、研讨会、研究资助、建言、参政议政等多种方式，有组织的利益集团形成了对决策者的影响，而患者这一团体仍然没有通过逐步建立的医疗保险机构表达自身利益，松散的患者群体无法通过正常途径表达自身的利益，某些极端事件逐步产生。图 3 - 20 是改革开放以来我国公立医院的相关利益集团由萌芽、逐步形成、分化及发展壮大，以至成长成熟等阶段的分析。可以看出，由于我国医院的法律制度、管理规范等差异，我国的利益集团类型与国外医院的利益集团类型、利益集团形成方式、利益集团表达利益机制等都存在显著差异。

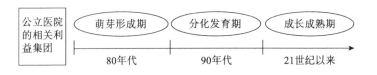

图 3 - 20　公立医院相关利益集团形成时间图

3.5　公立医院监管体制的国际比较

在全世界，当前有 130 多个国家以公立医院为主，包括英、法、德、澳、新西兰以及北欧等大多数发达国家以及印度、泰国等发展中大国。因此，借鉴与比较国内外其他国家或地区的公立医院监管体制，对我国公立医院的良好发展有积极的借鉴作用。王炳毅（2008）认为，世界各国的医疗监管模式主要分为政府主导型、市场主导型及政府和市场结合型三种模式，在此背景下的公立医院监管也分为三种类型。政府主导型主要以英国、加拿大等为代表，市场主导型以美国为最主要代表，政府和市场结合型以德国、新加坡等国家为代表。杨蒙莺（2005）将德国和新加坡的模式拆分为德国的社会保险型及新加坡的公私互补均衡型。

3.5.1　英国：政府主导型监管体制

1948 年 7 月，英国政府实施国民医疗服务体系（National Health Service，NHS），将医院收为国有，形成由政府提供的全民覆盖的医疗保健制度。当前英国的公立医院仍然占全国医院总数的 95% 以上。

1948 年后，由于对医院实施计划管理，公立医院中缺乏有效的激励机制，医院效率低下，患者排队等待时间过长，20 世纪 90 年代初，英国开始实施公立医院改革，组建医院托拉斯，政府由"办医院"变为"管医院"，逐步实现管办分离。并在内部实施了"调控式市场"，计划管理下的卫生服务体系中引入市场化的运作方式，增强运行效率。并且，改变以前单一的政府监管所有活动的局面，其他医疗服务的利益相关者，包括患者、全科医生、地方卫生局、公立医院治理部门、执法者等对公立医院进行共同监管。

监管机构设置上，英国长期的公立医院监管存在监管职能分散、职能交叉、过度监管等弊病，据统计，一家 NHS 机构要受到卫生部、地方卫生局及另外 16 家不同专业的监管机构的监管，监管效率低下。因此，2002 年，英国又重新进行了监管改革，撤销了多家监管机构，并将多家监管机构的职能合并。但由于公立医院的资金来源——政府财政不足，英国公立医院监管和改革更多的强调了经济利益，包括削减开支、降低成本等，2013 年，英国爆出了"恐怖医院"丑闻，医院中存在虐待病人、玩忽职守、造成上千人不必要死亡的骇人听闻事实。

英国实施的 NHS 体系，其最初的传统模式与我国计划经济时期的公立医院特征相似，从这个角度来看，监管的职能逐渐演变为监督职能，政府监管机构对 NHS 的监管过细，甚至插手到管理过程，管得过死、过严，最后都导致公立医院人浮于事、工作人员积极性不足。在认识到这种模式缺陷的基础上，英国实施了内部的市场化，开展内部竞争，政府监管方式由直接管制变为间接管制方式，通过放松直接的经济管制，取得了一定成效。同时，为了弥补政府财政投入的不足，也放松了投资准入的限制，实施了私人筹资计划，允许私人资本投资建造公立医院，但同时也由此带来了对公立医院经济收益等的重视，因此英国的公立医院监管仍然需要在医疗服务的效率上（例如缩短等待时间、提高服务质量等）加强监管。

3.5.2　美国：市场主导型监管体制

美国的医院可分为三种类型：由宗教团体和慈善机构开办的

非营利性医院大约占医院总数的 56%；由私人企业或组织开办的营利性医院，大约占 25%；公立医院，大约占 19%。

对于公立医院，美国实行的是管办分离，政府不作为医疗服务的提供者，而只是监管者。美国发布了世界上第一部《医院法》，政府对医院的监管机构主要包括联邦政府、州（市）政府及县政府三级，三级政府协作监管，1980 年美国建立国家公立医院协会（NAPH）。监管内容主要包括质量、医疗设施和服务项目、费用控制等。联邦政府层面的医疗管理机构是卫生和人类服务部，包括公共卫生署、卫生资金筹集署、社会保障总署和人口发展服务局等机构。联邦政府直接经营的仅有军人和退伍军人医院等极少数医院。政府对公立医院的质量控制主要是通过美国医院协会对医院的评审；政府对费用控制的监管主要是根据相关法案控制医院快速上升的医疗费用；政府对医疗服务的监管主要通过各州建立服务审查组织。

美国公立医院的建立主要是为其他类型医院做服务补充，作为国家安全网医院，为弱势群体提供医疗服务。其组成比例、服务内容、服务方式等都与我国公立医院的定位完全不同。在监管上，实行管办分离，三级政府通过法律等制度进行监管。医院内部也拥有规范的法人治理结构，实行董事会等管理制度。此外，美国还存在大量的非政府医疗监督机构，包括美国医疗机构认证联合委员会 JCAHO（joint commission accreditation of health organization）、业内医疗审查组织（medical peer review organization）、国家质量协调特别工作小组 QuLC（quality interagency coordination task force）等。

总体上，美国是市场主导型的监管体制，政府监管主要是通过法律实施间接管制，而医疗行业的中介机构和行业自律组织发挥重要作用。但是，美国的医院监管模式受到了很大的争议，原因在于过分相信市场的作用，政府在某些方面监管不足，如直接的社会性管制制度不完善，公平与可及性低。美国强大的商业保险公司在市场中采取"撇油脂"策略，导致美国是所有发达国家中唯一全民医保的国家。同时，对医疗服务费用的监管不力，医疗费用上涨过快，当前美国的医疗费用已经占到接近 GDP 的 19%，导致医疗服务的可持续性不足。美国的监管体系过于分散，导致监管运行成本过于昂贵。美国当前的医院运行可谓公平性与效率均不高，因此美国的监管方向是强化社会性管制和间接经济性管制。

3.5.3 德国：政府和市场结合型监管体制

德国是世界上第一个引入国家社会保障制度的国家，是世界上最早制定和实施医疗保险法律的国家。国家通过占统治地位的法定健康保险和其他疾病保险基金支撑各类医院及医疗服务运转。德国的医院的形式包括公立医院、非营利医院以及私营医院。其中，政府直接投资举办并直接管理公立医院或者大学代管公立医院。三类医院中，2003 年的数据显示，公立医院占 54%，非营利医院占 36%，私营医院占 10%。在德国的医疗服务体系中，公立医院起到主导作用。

在管理体制上，实行联邦、州、区三级政府合作管理的方式。同时，公立医院有严格的各类管理法律和制度，包括如《社会健康保险法》《医院筹资法》《全国医院价格条例》。包括有严格的设施、设备投资和职业准入制度，医院分级制度，有规范的医院分级管理制度，实施严格的费用控制机制，以及通过保险基金会来实施严格的质量监管。

德国的公立医院监管另一个鲜明的特点是强调非政府组织在监管的作用。保险公司代表——法定保险机构联盟（AOK），医院代表——医院联盟（GMA）以及医生代表——医生联盟（DKG），患者代表——工会组织等是常见的非政府监管机构，代表各自的利益诉求，而政府通过监控这些组织从而实现对公立医院的间接监管。

　　总体上，德国实施的是政府与市场结合型的公立医院监管体制，努力实现政府管制与市场机制的有机结合，相对来说，政府管理的作用大于市场机制的作用，尤其体现在政府在制定监管政策上，包括准入与价格等方面，德国都有极其严格的政策规定。同时，政府有效的管理在市场中运转的各类利益集团的代言者——不同类型的非政府组织，保证了医疗服务的质量、效率和公平。在 OECD 国家，德国的公立医院监管体制运行效果相对较好。当然，德国的公立医院监管也存在问题，德国的医疗费用占GDP 的比例仅次于美国和瑞士，如何面对日趋高涨的医疗费用，也是德国政府需要面对的问题。

　　通过对比分析美国、英国及德国的公立医院监管体制，可以看到，受到国家体制、社会经济因素以及其他各类复杂因素的影响，不同国家的监管体制差异巨大，但同时，我们也可以看出其中的一些共同之处。

　　（1）有效的管理制度和法律。各国在公立医院监管上的完整而规范的法律体系保证了公立医院的良好运转，无论是市场主导还是政府主导，从准入、运行、质量监控、费用控制等各个方面，都需要通过订立有效的法律和制度来规范公立医院的行为。

　　（2）有效的竞争机制。无论是美国的市场竞争机制还是英国的有管理的竞争，都是通过真实或模拟市场竞争行为，单一的政府监管可能可以保证公平，但是难以保证效率，促使公立医院积极主动参与市场竞争，通过市场竞争规范医疗服务行为，能够较好地在公平与效率间平衡。

（3）公立医院的管办分离。各个国家的公立医院都逐步与监管机构分离，或公立医院的监管职能被委托给第三方进行，以保证监管机构的独立性，同时大量的社会性非官方监管机构也参与到公立医院的监管中。

（4）强调社会性监管，淡化经济性目标。各国对公立医院都强调其公益性，无论是美国的公立医院为穷人服务的定位，还是英国和德国的公立医院占主体，即使在医疗费用日趋高企的背景下，均强调其社会保障的公益性质，一旦强调经济性目标，就可能出现像类似英国"恐怖医院"的现象。

3.6　小结

本章首先对我国医疗服务事业及公立医院的发展进行描述，利用 1949—2011 年的数据，对我国的政府卫生投入、医疗机构发展、卫生人员发展及卫生服务发展等方面进行了分析，指出我国的公立医院在经过 60 余年的发展，取得了巨大的成绩。同时，通过梳理新中国成立以来的公立医院监管法律、政策及大事件，分析了计划经济时期、改革开放以来我国的公立医院监管体制的变迁，指出了每一阶段的特点。在此基础上分析了利益集团的形成过程，以及各阶段的发展特征。最后，通过对比国际上三种类型的公立医院监管体制，并分析其共同特点，以得出对我国公立医院监管公益的措施和建议。

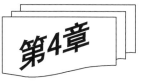

公立医院监管体制演变对
公立医院绩效的影响

4.1　基于网络及共同前沿面方法
分析的我国医院绩效的动态变化[①]

101

　　本节基于对卫生投入产出的链式网络特征分析，结合方向性距离函数和共同前沿马奎斯特—卢恩伯格指数方法，测算了我国 2002—2011 年 31 个省级政府卫生投入的整体网络动态效率变化，并对生产过程各阶段的效率值进行了测算，在此基础上归纳出不同省份的效率特征。并考察全国及东中西部的效率是否存在收敛性。通过研究发现，考虑生产过程的网络

---

①　本节发表于《经济与管理研究》2014 年第 3 期。

效率测度与传统效率测度存在显著差异，整体网络和分阶段的效率的收敛性存在显著差异，由此提出有针对性的提升我国各省份卫生投入效率的政策建议。

4.1.1 引言

在 21 世纪我国的医疗改革中，政府占据主导性的地位，一个重要的表现就是不仅政府医疗卫生投入的绝对数逐年增加，政府卫生支出占比也呈现出逐渐上升的趋势。从表 4 - 1 中可以看到，从 2002 到 2011 年，我国的政府卫生支出增长了 8.1 倍，政府支出占卫生总费用的比例也增长了近 1 倍，见表 4 - 1。政府卫生支出的增长速度大大快于我国 GDP 的增长速度。可见，我国政府为解决困扰人民群众"看病难、看病贵"难题的决心不可谓不大。但是，与其他行业的改革不同的是，医疗行业并未取得预期的效果。与之相反，虽然政府大量增加卫生投入，老百姓却并未感受到投入的效果，"看病贵、看病难"的问题却有愈演愈烈之势，医患关系日趋尖锐，医疗费用飞速上涨。

表 4 - 1　　　2002—2011 年我国政府卫生支出表

年份	2002	2003	2004	2005	2006	2007	2008	2009	2010	2011
政府卫生支出（亿元）	909	1117	1294	1553	1779	2582	3594	4686	5732	7379
政府卫生支出占比（%）	15.7	17.0	17.0	17.9	18.1	22.3	24.7	27.2	28.7	30.4

资料来源：中国卫生统计年鉴 2012 年版。

因此，要提高卫生投入的效果，我国政府在加大卫生投入的同时，必须考虑政府卫生支出的效率问题，只有在政府卫生支出的总量与效率均得到提升的情况下，我国医疗卫生改革的目标才可能得以实现。那么，如何量化分析政府卫生投入的效率呢？本节以省为单位，在分析卫生投入产出的链式网络特征后，基于共同前沿面的 Malmquist – Luenberger 方法，测量我国 31 个省级单位 2002—2011 年的政府卫生支出的动态效率。并在此基础上分析不同区域动态效率变化的收敛情况。本节的安排如下：第二部分对我国卫生投入的动态效率进行文献述评，并在第三部分构建基于链式网络的共同前沿面 Malmquist – Luenberger 方法；第四部分利用此方法对 2002—2011 年我国各省的卫生投入动态效率进行分析；第五部分分析各区域动态效率的收敛性。最后提出提高政府卫生投入效率，从而最终提高我国医疗改革效果的建议。

4.1.2　文献述评

无论在国内还是国外，卫生经济学中较早的使用了多种方法来进行效率评价。Folland（2003）指出，从理论上定义卫生资源的产出效率和配置效率相对容易，但从实证技术上进行分析就显得比较困难。而卫生经济学家强调边界研究，因此数据包络分析与随机边界分析是适用的。

利用微观调查数据，庞瑞芝（2004）利用 DEA – Tobit 两步法对我国 249 家城市医院的经营效率进行总体分析与评价；李春芳等（2005）、程莉莉等（2008）则利用 DEA 法对乡镇卫生院的效率进行了分析；利用统计数据，张宁等（2006）利用 DEA方法评测了中国各地区健康生产效率。张靖（2010）利用 SFA法，分析了县级及县级以上公立医院的投入产出效率；宁岩（2003）、赵剑冰（2007）分析了农村乡镇医院、新型农村合作医疗的 SFA 效率；陈东等（2010）则利用 SFA 法对 2000—2009年我国 31 个省市的农村医疗卫生政府效率进行估算；刘妍（2010）利用 SFA 法及一阶段估计法估计了我国城市医院经营效率及其影响因素。吴晓东（2009）、陶春海（2010）则同时利用 DEA 与 SFA 法比较分析了大型医院与中国医疗服务的生产效率。史健等（2004）、宋桂荣等（2007）则综述了医院和医疗卫生系统进行效率评估的方法，对 DEA、SFA 及岭回归 3 种评价模型之间的关系及特点进行了分析。

当前对医疗卫生投入效率评价的研究在以下两个方面存在不足。首先是卫生投入产出指标不统一。利用 DEA 模型计算效率的核心在于投入和产出变量的鉴定，但当前不同学者选取的政府卫生投入产出指标不尽相同，甚至完全相反。Sanjeev Gupta（2001）选取预期寿命、婴儿死亡率、儿童免疫接种率作为政府卫生投入的产出结果。张宁等（2006）、王俊（2008）、韩华为（2010）采用各省卫生机构数、卫生技术人员数及卫生机构床位数作为政府卫生投入的产出，认为模糊的健康评价指标如预期寿命、婴儿死亡率等不能反映卫生投入的绩效。刘海英（2010）等、陈东等（2011）、王箐等（2013）则把卫生人员数、病床数等作为投入指标，而把入院和门诊人次等作为产出指标。王宝顺（2011）、刘自敏（2012）则把政府卫生投入作为投入指标，把卫生机构数、技术人员数、机构床位数及入院和门诊人次均作为产出指标。不一致的投入产出指标必然导致不一致的研究结论，这降低了不同研究结论之间的可比性。其次，国内外文献缺乏对医疗服务质量指标的考察，O'Neill 等（2008）在对 79 篇应用 DEA 方法分析医院效率的总结中，发现只有 6 篇文章涉及质量指标，国内也仅有王箐等（2013）把观察室病死率及危重病人抢救成功率作为质量的刻画指标。但事实上医疗服务质量却是消费者最为看重的指标，没有把质量纳入产出考核基于两个方面的原因。一方面，由于医疗服务质量难以准确客观量化，如服务满意度、患者痊愈率等指标很难完全客观量化，另一方面，质量指标如病死率作为负向指标，较难在 DEA 模型中进行处理。

为解决投入产出指标不统一及质量指标难以纳入产出考核的困难。本书尝试从以下角度进行解决。首先，借鉴 Holod and Lewis （2011） 所提出的新形式的网络 DEA 方法，打开 DEA 分析的黑箱，将难以明确在投入还是产出中确定的指标进行分析。在此基础上，为便于动态效率的比较，将效率分析置于同一前沿面，利用共同前沿面的 Malmquist – Luenberger 方法，将负向产出指标纳入到效率分析中来。

4.1.3　模型介绍

作为一种非参数方法，DEA 方法避免了参数估计必须实现设定一个总体分布的假设，传统 DEA 模型仅考虑投入和产出的数量，从而估计出相对效率，而不从投入产出的生产过程去分析效率的影响，这导致分析效率的影响因素存在极大困难。因此，打开生产过程这个黑箱，这对于效率的研究是非常有价值的。

对于上述存在争议的卫生机构、卫生人员及病床数指标，事实上，它们在卫生投入产出中，既是投入指标，也是产出指标。政府卫生投入的直接产出即是卫生机构、卫生人员及病床数的增加。而现代化的卫生机构、高质量的卫生人员培养及高水平的病床也是为了最终医疗服务的高效，因此，这三大指标又是医疗服务产出的中间投入。可见，卫生投入是一个链式的网络 DEA 评价系统，卫生机构、卫生人员及病床数指标的双重角色共同决定了决策单元的效率，传统的 DEA 视整个系统为一个"黑箱"，仅使用初始投入和最终产出评价决策单元的有效性。传统的 DEA 方法无法对整个生产过程中的某一环节进行效率评定，从而也难以分析每个生产环节对整体效率的影响。采用网络 DEA 避免了事先去考虑到底把它们看成是投入变量还是产出变量，且可以得到网络结构的决策单元的整体有效性（即网络 DEA 有效）和各阶段的有效性，相对于传统方法具有优势。

根据对前述文献的总结，我们采用诊疗人次与入院人数作为卫生投入的最终正向产出指标，这两类指标作为卫生投入对不同类型医疗服务的数量考察，诊疗人数考察了全部服务的数量，而入院人数考察了较为严重的医疗服务数量。同时，引入急诊病死率与观察室病死率两类质量类指标，急诊病死率可以测度医疗服务中的应急响应与反应速度，而观察室病死率可以测度医疗服务中的治疗重症病人的医术及质量水平。各指标之间的关系如图 4 - 1 所示。

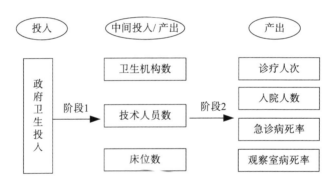

图 4 - 1　政府卫生投入、产出和中间变量指标汇总

根据 Kao 和 Hwang （2008）、Kao （2009）、韩松与魏权龄（2012），两阶段链形网络 DEA 模型的线性规划如下所示：

$$E = \max(\mu^T Y_i)$$

$$s.t. \begin{cases} \varphi^T Z_i - \omega^T X_i \leq 0, i = 1, 2, \ldots n \\ \mu^T Y_i - \varphi^T Z_i \leq 0, i = 1, 2, \ldots n \\ \varphi \geq 0, \mu \geq 0, \omega \geq 0 \end{cases} \quad (1)$$

其中，X_i、Y_i 及 Z_i 为两阶段链式 DEA 中的初始投入、中间投入/产出、最终产出。

由于引入了医疗服务质量的负向考核指标，我们在方向性距离函数（Chung，1995）上设定 ML（Malmquist – Luenberger）生产率指数，依据非参数共同前沿理论（Battese 和 Rao、Battese，2003），结合用 Oh&Li（2010）定义的共同前沿生产率增长率指数（MML，Metafrontier Malmquist – Luenberger productivity growth index），测度 2002—2011 年我国各省卫生投入的技术效率。

共同前沿法通过对组群边界（Group Frontier）的构建，在组群内部首先进行效率分析，再在不同组群边界上构建共同边界的前沿，这种方法可以对不同生产边界下的评价对象技术落差进行很好的测度。

定义方向性距离函数为：

$$\vec{D}(X_i, Y_i^g, Y_i^b, \vec{H_g}, \vec{H_b}) = \max\{\beta : (X_i, Y_i^g + \beta\vec{H_g}, Y_i^b - \beta\vec{H_b}) \in P\} \tag{2}$$

P 为生产可能性集，X_i, Y_i^g, Y_i^b 分别为投入、正向产出、负向产出。$\vec{G} = (\vec{G_{yi}}, \vec{G_b})$ 为方向向量，$\vec{G} \in R_+^M \times R_+^J$。"正"的产出增加和"负"的产出减少一起共同导致方向向量的产出方向 $\vec{G}$，方向向量的方向如图 4 – 2 所示。

$F(Y_i^g, Y_i^b)$ 是决策单元的方向向量，β 表示为方向性距离函数，DMU 的真实生产点越接近生产的前沿面，那么 β 值缩小，由此可得该 DMU 的生产效率越高；与之相反，效率越高则 β 越大；如果 $\beta = 0$，则说明该 DMU 刚好处于生产的共同前沿面。由此可得，Malmquist – Luenberger 生产率指数为：

$$ML(X^t, Y^t, b^t, X^{t+1}, Y^{t+1}, b^{t+1}) = \frac{1 + \vec{D_c^t}(X^{t+1}, Y^{t+1}, b^{t+1})}{1 + \vec{D_c^t}(X^t, Y^t, b^t)} \tag{3}$$

107

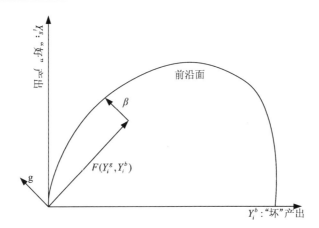

图 4 – 2　方向性距离函数和 Malmquist – Luenberger 生产率指数

$\overrightarrow{D_c^s}(X,Y,b) = \inf\{\beta \mid (X, Y + \beta Y, b - \beta b) \in P^s\}$，$s = t, t+1$ 是方向性距离函数，即如果好的产出增加且坏的产出减少，$ML > 1$，卫生服务效率提升。$ML < 1$，卫生服务效率下降。$ML = 1$，卫生服务效率不变。

为计算共同前沿面的 Malmquist – Luenberger 指数，首先，将我国 31 个省份区分为东中西三大部分（除台湾、香港及澳门外），其次，定义三类技术基准：区域当期技术基准和区域跨期技术基准以及全局跨期技术基准。区域当期技术基准即在某一时期的该区域（或组群）的最优前沿面，区域跨期技术基准是共 t 期内该区域（或组群）的最优前沿面，全局跨期技术基准是包含了三大区域所有时期的最优前沿面。其具体解释见 Tulkens 等（1995）与程云鹤（2012）。如图 4 – 3 所示。

由此，共同前沿生产率增长指数（MML 指数）即为全局跨期技术基准集，为：$MML(X^t, Y^t, b^t, X^{t+1}, Y^{t+1}, b^{t+1}) = \dfrac{1 + \overrightarrow{D^H}(X^{t+1}, Y^{t+1}, b^{t+1})}{1 + \overrightarrow{D^H}(X^t, Y^t, b^t)}$。其中方向性距离函数 $\overrightarrow{D^H}(X^t, Y^t, b^t)$ 的计

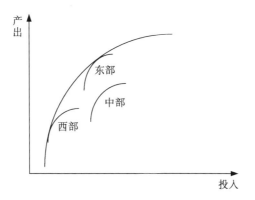

图 4 - 3　共同边界和组群边界的结构

算如下所示：

$$\overrightarrow{D^H}(X^{k',s}, Y^{k',s}, b^{k',s}) = \max\alpha$$

$$s.\,t. \begin{cases} \sum_{con} \lambda^{k,s} Y_m^{k,s} \geqslant (1+\alpha) Y_m^{k',s}, m = 1, \ldots, M \\ \sum_{con} \lambda^{k,s} b_j^{k,s} = (1-\alpha) b_j^{k',s}, j = 1, \ldots, J \\ \sum_{con} \lambda^{k,s} X_n^{k,s} \leqslant X_n^{k',s}, n = 1, \ldots, N \\ \lambda^k \geqslant 0 \end{cases} \quad (4)$$

其中 $\lambda^{k,s}$ 表示一个具体生产活动在构建生产技术前沿时的强度水平。$con = \{k \in R, s \in T\}$，$R = R_1 \cup R_2 \cup \ldots R_K$，$R_i$ 为不同的区域，$T = \{1, 2 \ldots, T\}$ 为不同的时期。

由 Grosskopf（2003）、王兵（2011）、程云鹤（2012）的分析，MML 指数可以分解为 $MML = EC * BPC * TGC$。其具体分解为：

$$MML(X^t, Y^t, b^t, X^{t+1}, Y^{t+1}, b^{t+1})$$

$$= \frac{1 + \overrightarrow{D^H}(X^{t+1}, Y^{t+1}, b^{t+1})}{1 + \overrightarrow{D^H}(X^t, Y^t, b^t)}$$

$$= \frac{TE^{t+1}}{TE^t} * \frac{BPR^{t+1}}{BPR^t} * \frac{TGR^{t+1}}{TGR^t}$$

$$= EC * BPC * TGC \tag{5}$$

其中，TE 是某期的技术效率，EC 项为技术效率变化指数，若 EC >1，表示效率提升；BPR 是某一期的当期技术基准与跨期技术基准最佳实践的差距比，BPC 为最佳实践差距变化指数，BPC >1 表示技术进步；TGR 是某期跨期技术基准与全局跨期技术基准的技术差距比。TGC 是技术差距比率变化指数，TGC >1 表示与全国前沿技术差距在缩小；MML >1 表示政府卫生投入的效率上升。

4.1.4 实证过程

（1）数据描述

由于我国自 2002 年才开始分省统计各省的急诊病死率与观察室病死率，因此本书数据期为 2002—2011 年。本节所使用的数据均来自历年《中国卫生统计年鉴》。各变量的描述性统计如表 4 - 2 所示。

表 4 - 2　　　　　　　　变量的描述性统计表

	投入	中间投入/产出		产出			
	医疗卫生决算支出（万元）	卫生机构数（个）	卫生技术人员数（万人）	卫生机构床位数（万个）	诊疗次数（万人次）	入院人数（万人）	急诊病死率（%）	观察室病死率（%）
平均值	781031.55	14856.28	17.58	12.47	7764.09	243.01	0.13	0.18
最大值	4337500.00	81403.00	68.96	41.61	65253.23	1203.72	1.06	5.23
最小值	33925.00	1305.00	0.79	0.61	201.07	4.50	0.03	0.00
标准差	777689.21	16104.39	11.94	7.74	9569.43	217.61	0.09	0.39

资料来源：《中国卫生统计年鉴》。

运用 DEA 模型测度卫生投入效率时，样本的投入产出数据需要进行等张性检验，即随着投入的增大，各 DMU 的有效正产出随之扩大；而相反，随着投入的增大，负向产出将减少。我们运用 Pearson 相关分析，经检验满足模型的等张性要求。投入产出变量的相关性分析见表 4 - 3。

表 4 - 3　　　　　投入产出变量的相关性分析表

	医疗卫生决算支出（万元）	卫生机构数	卫生技术人员数	卫生机构床位数	诊疗次数（万人次）	入院人数（万人）	急诊病死率（%）	观察室病死率（%）
医疗卫生决算支出（万元）	1.000							
卫生机构数	0.793 ***	1.000						
卫生技术人员数	0.764 ***	0.769 ***	1.000					
卫生机构床位数	0.698 ***	0.730 ***	0.951 ***	1.000				
诊疗次数（万人次）	0.872 ***	0.702 ***	0.737 ***	0.714 ***	1.000			
入院人数（万人）	0.881 ***	0.837 ***	0.867 ***	0.885 ***	0.898 ***	1.000		
急诊病死率（%）	- 0.213 ***	- 0.086 *	- 0.097 *	- 0.059 *	- 0.190 ***	- 0.146 ***	1.000	
观察室病死率（%）	- 0.149 ***	- 0.172 ***	- 0.132 **	- 0.127 **	- 0.114 **	- 0.163 ***	0.193 ***	1.000

注：*、**、*** 分别表示在 10%、5%、1% 的水平上显著。

111

（2）效率比较与分析

我们比较分析使用链式网络共同前沿马奎斯特—卢恩伯格（Network Meta – Malmquist – Luenberger，Network MML）指数方法与不考虑卫生投入的链式网络生产过程的 MML 指数方法的效率。并将链式网络的两阶段生产过程进行细分，分别研究一阶段与二阶段各自的动态效率。

①网络 MML 与传统 MML 效率比较。我们分别列出全国及不同区域的 MML 指数，以及技术效率变化指数（EC）、最佳实践差距变化指数（BPC）、技术差距比率变化指数（TGC），如表 4 - 4 所示。

表 4 - 4　　　全国及分区域网络 MML 与传统 MML 效率比较表

	区域	EC	BPC	TGC	MML
网络 MML	全国	0.999	1.022	1.023	1.017
	东部	1.001	1.024	1.029	1.034
	中部	0.998	1.017	1.034	1.019
	西部	0.999	1.022	1.010	1.001
传统 MML	全国	1.000	0.980	0.998	0.979
	东部	0.994	0.989	0.973	0.985
	中部	1.006	0.981	0.998	0.982
	西部	1.001	0.970	1.022	0.971

由表 4 - 4 可知，使用网络 MML 方法与传统 MML 方法所得效率值有很大差异，我们通过配对样本 t 检验，得出全国及东中西部的 MML 效率均显著不同。见表 4 - 5。

表 4 - 5　　　　　　　　效率 t 检验分析表

指标	全国	东部	中部	西部
t 统计量	4.156	2.588	4.759	1.821
P 值	0.000	0.027	0.002	0.096

由表4-4可知，在考虑卫生投入的生产过程链式结构后，我国的卫生投入效率整体上是上升的，平均每年上升1.7%，其中东部地区效率增长最快，达到年均3.4%，中部地区其次，为1.9%；而西部地区年均增长率仅为0.1%。东中西部差异巨大。

在对网络MML指数进行分解后，可知全国及各大区域的技术效率几乎没有提升甚至有所下降；而东部地区的实践差距变化指数最大，说明东部地区的技术进步最快；同样，东部及中部的技术差距比率变化指数较大，说明东部地区整体与全国前沿技术差距在缩小，这也与东部地区整体效率最高相关，而西部地区的差距缩小速度相对较慢。

②一阶段与二阶段效率比较。为分析卫生投入的整个生产过程，我们打开传统DEA分析的黑箱，分析政府卫生投入的一阶段及二阶段MML效率，从而得到第一阶段（医疗投入的硬件产出）及第二阶段（医疗投入的服务产出）效率。通过分阶段分析得到各省份应选择的效率提升重点所在。见表4-6。

表4-6 分阶段MML效率值表

	区域	EC	BPC	TGC	MML
一阶段	全国	1.015	0.944	0.999	0.957
	东部	1.016	0.954	1.003	0.972
	中部	1.002	0.965	0.997	0.960
	西部	1.023	0.922	0.995	0.942
二阶段	全国	0.997	1.024	1.008	1.021
	东部	0.996	1.027	1.008	1.023
	中部	0.992	1.014	1.016	1.006
	西部	1.001	1.027	1.004	1.028

定义关联指数 $RC = \dfrac{MML^{Total}}{MML^{(1)} * MML^{(2)}}$ 为第一与第二阶段与整

体效率间的关联度指标，如果关联指数大于1，那么认为各DMU内部的不同阶段间为关联有效；若关联指数等于1，认为各DMU内部的不同阶段间为关联弱有效；若关联指数小于1，认为各DMU内部的不同阶段间为关联无效。经测算，31个评价单元中，仅有西藏与北京为关联无效①，其他省份均为关联有效。同时，我们将全国及分阶段的各省份效率分类，将最低十位、最高十位及中间十一省的效率进行分类②。

由表4-6可知，我国第一阶段与第二阶段的动态效率差异很大，整体上，第一阶段的医疗投入硬件产出效率较低，全国及东中西部的整体动态效率均呈现下降趋势，其中西部地区下降最快。通过分解可以看出，这主要是由于最佳实践差距变化指数（BPC）及技术差距比率变化指数（TGC）相对较小，说明一阶段的技术进步速度较为缓慢，中部及西部与全国前沿技术的差距在扩大。而在第二阶段医疗投入的服务效率整体上升，西部地区增长最快，中部地区最慢。这主要是由于西部地区的效率提升、技术进步、与全国前沿面的差距均呈现改善的态势，而中部地区的效率下降在三大区域中最大。

通过将一阶段及二阶段效率进行分类，按照一阶段与二阶段效率的均值（0.957，1.029）区分，我们将政府卫生投入的效率分为高硬件产出效率、高服务产出效率；高硬件产出效率、低服务产出效率；低硬件产出效率、高服务产出效率；低硬件产出效率、低服务产出效率四种模式。东中西部各省份的效率模式如表4-7所示。

---

① 这与西藏不同的卫生投入模式及北京存在大量的中央政府直接卫生投入有关。

② 本书不包含中国台湾、香港及澳门的数据。

表4-7 卫生投入效率模式表

卫生投入效率模式	东部	占比	中部	占比	西部	占比
高硬件产出效率、高服务产出效率	上海、浙江、福建、北京、山东、江苏、广东	64%	湖北、河南	25%	云南、广西、新疆、四川	33%
高硬件产出效率、低服务产出效率	河北、山西	9%	湖南、山西	25%	贵州、西藏	25%
低硬件产出效率、高服务产出效率	海南、天津	18%	江西、安徽	25%	青海	8%
低硬件产出效率、低服务产出效率	辽宁	9%	吉林、黑龙江	25%	宁夏、内蒙古、甘肃、陕西、重庆	42%

通过表4-7可以看出，四种卫生投入效率模式中，东部地区整体投入模式较优，有60%以上的省份处于"双高"效率模式下，而中部仅有2个省份处于双高模式下，西部有40%左右的省份处于"双低"模式下，急需对卫生投入模式进行调整。另外，中部及西部也面临着低服务产出效率的困境。

我们通过对国务院发展研究中心根据地理位置、要素禀赋、经济发展水平和经济发展联系紧密关系等方面的因素，提出对我国八大区域①进行分析，可以得出更为明确的我国区域间政府卫

115

---

① 八大区域分别为北部沿海经济区，包括北京、天津、河北、山东等4个省市；东部沿海经济区，包括浙江、上海、江苏等3个省市；南部沿海经济区，包括海南、广东、福建等3个省份；黄河中游经济区，包括陕西、山西、河南、内蒙古等4个省份；长江中游经济区，包括湖北、湖南、江西、安徽等4个省份；大西南经济区，包括云南、贵州、四川、重庆、广西等5个省区市；大西北综合经济区，包括甘肃、青海、宁夏、西藏、新疆等5个省份；东北综合经济区，括辽宁、吉林、黑龙江等3个省份。

生投入效率的巨大差异，如图 4 - 4 所示。

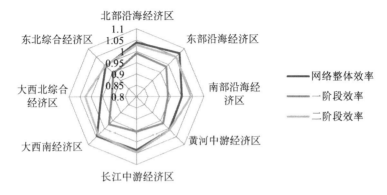

图 4 - 4   我国政府卫生投入产出链效率分布

从表 4 - 7 及图 4 - 4 中可以看到，东三省及西北地区的政府卫生投入效率急需从两方面大幅提升。而东部沿海经济区的省份呈现出"双高"的发展态势，南部沿海经济区的卫生服务效率及整体效率较高，大西南地区的卫生服务效率较高。

同时，为分析不同年份间的效率变化，我们对整体及不同阶段在 2002—2011 年的效率进行动态分析①，如图 4 - 5 所示。

由图 4 - 5 可以得到，在 2006 年我国新一轮医疗改革启动之前，我国卫生投入的硬件产出效率一直偏低，严重制约了总体效率的上升。随着 2007 年开始我国加大对政府卫生投入的力度，一阶段政府卫生投入的硬件产出效率大幅度上升；但却未重视加强对二阶段的服务产出效率的提升，导致 2009 年卫生服务的效率大幅度下降，这在 2009 年的 H1N1 流感中得到了明显体现，H1N1 导致质量指标（急诊病死率、观察室病死率）的下降。在此之后，我国进一步加强了对公共卫生领域的投入，二阶段效率逐渐回升。

———————————

① 限于篇幅，书中并未列出历年的分省整体及分阶段效率数据。

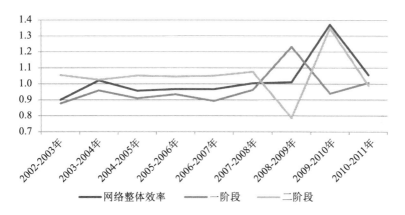

图 4 - 5　效率的分年变化图

4.1.5　收敛性分析

相对效率的收敛性分析包括绝对收敛和条件收敛。绝对收敛是每个 DMU 的效率最终均在同样的稳态增长速度和增长水平上；条件收敛是各个 DMU 都有各自可能不同的稳态水平，那么各 DMU 之间的差异可能会永久存在。常用的收敛检验方法包括 σ 收敛、β 收敛（含绝对 β 收敛与相对 β 收敛）以及俱乐部收敛。其中 σ 收敛与绝对 β 收敛是绝对收敛方式，相对 β 收敛是相对收敛方式。

（1）σ 收敛

σ 收敛可采用多类指标进行检验，包括基尼系数、Theil 指数、变异系数等。我们采用变异系数的变化来度量是否存在 σ 收敛。可通过下式来检验是否存在 σ 收敛：

$$r_{it} = \sigma_0 + \sigma_1 t + \varepsilon_{it} \qquad (6)$$

式中，r_{it} 为反映地区差距的生产率指标的变异系数，t 为时间变量，如果 σ_1 的系数显著为负，这说明存在 σ 收敛。

从表4-8中可以看到，各类效率在全国及分区域层面并不存在σ收敛，说明我国全国层面及东中西不同区域之间的效率均不存在随时间逐渐缩小的趋势。

（2）β收敛

①绝对β收敛。β收敛是指产出效率水平更低的区域趋于在平均项上更快地增长；σ收敛，指不同区域之间的效率离差趋于持续下降；β收敛是σ收敛的必要而非充分条件。绝对β收敛又称为无条件收敛，表明效率的水平是否最终一致，并收敛到同一个稳态水平。根据Barro与Sala-I-Martin的研究，可采用下式检验效率是否存在绝对β收敛。

$$\frac{\ln(MML_{i,t}/MML_{i,0})}{T} = \beta_0 + \beta_1 \ln MML_{i,0} + \varepsilon_{it} \tag{7}$$

MML_{it}和MML_{i0}分别表示末期和初期第i省份卫生投入的MML指数，T为所考察的时间跨度，β_1若显著为负则说明存在β收敛。运用最小二乘法，计算出整体及各阶段全国及东中西部的绝对β收敛情况见表4-9。

从表4-9中可以看到，整体上我国不存在绝对β收敛，即全国各省份的卫生投入效率并不收敛到同一效率水平；但分阶段来看，均存在绝对β收敛，表明单独计算的卫生投入的硬件产出效率与服务效率均会最终一致。

②相对β收敛。根据Miller与Upadhyay的研究，进行条件收敛检验的一个简洁方法是运用Panel Data固定效应估计方法。因为通过设定截面和时间固定效应不仅考虑了不同个体有不同稳态值，也考虑了个体自身稳态值能随时间的变化而变化，同时还能避免遗漏解释变量，避开了对解释变量的选择问题。我们利用式（8）检验卫生投入效率是否存在相对β收敛。

$$\ln(MML_{i,t}/MML_{i,0}) = \beta_0 + \beta_1 \ln MML_{i,t-1} + \varepsilon_{it} \tag{8}$$

表 4 - 8　σ 收敛系数表

	NET - MML				一阶段				二阶段			
	全国	东部	中部	西部	全国	东部	中部	西部	全国	东部	中部	西部
σ_1	-0.002	-0.002	-0.001	-0.002	0.008	0.008	-0.000	0.011	-0.016	0.000	-0.017	-0.024
	(-0.665)	(-0.522)	(-0.304)	(-0.381)	(1.033)	(1.639)	(-0.045)	(0.950)	(-1.373)	(0.047)	(-1.589)	(-1.474)

表 4 - 9　绝对 β 收敛系数表

绝对收敛	NET - MML				一阶段				二阶段			
	全国	东部	中部	西部	全国	东部	中部	西部	全国	东部	中部	西部
β_1	-0.003	-0.003	-0.003	0.003	-0.107***	-0.101***	-0.109***	-0.107***	-0.113***	-0.109***	-0.115***	-0.111***
	(-0.299)	(-0.207)	(-0.368)	(0.140)	(-28.804)	(-18.323)	(-24.254)	(-12.065)	(-26.941)	(-16.106)	(-14.271)	(-13.670)

注：*、**、***表示该系数通过显著性是 10%、5% 和 1% 的检验；括号内值为相应的 T 检验值。

表 4 - 10　相对 β 收敛系数表

相对收敛	NET - MML				一阶段				二阶段			
	全国	东部	中部	西部	全国	东部	中部	西部	全国	东部	中部	西部
β_1	-1.293***	-1.420***	-1.163***	-1.273***	-1.066***	-1.382***	-0.918***	-1.014***	-1.490***	-1.507***	-1.504***	-1.471***
	(-20.285)	(-13.156)	(-10.012)	(-12.291)	(-15.654)	(-12.052)	(-7.388)	(-9.224)	(-29.727)	(-16.318)	(-15.152)	(-19.122)

条件收敛意味着所有区域的效率稳态水平是不同的，因此不同区域存在显著的效率差距。从表 4 – 10 中可以看出，我国各大区域的总体及分阶段均存在相对 β 收敛。

（3）俱乐部收敛

俱乐部收敛（club convergence）是指在期初发展水平相近的集团内部，其效率增长速度和发展水平处于收敛，而集团间的增长差异却无法缩小。Galor（1996）认为俱乐部收敛的概念与条件收敛不同，他不但强调俱乐部内部的收敛性，还强调俱乐部之间的效率差距不可缩小。根据沈坤荣等（2002），我们利用下式检验我国各省份是否存在俱乐部收敛。

$$MML_{i,t} = \beta_0 + \beta_1 area + \beta_2 \ln(y_{i,0}) + \varepsilon_{it} \qquad (9)$$

式中 $y_{i,0}$ 为初始投入值，area 为虚拟变量，对于需要检验的区域为 1，其他区域为 0。若系数 β_2 显著为负，说明存在俱乐部收敛。见表 4 – 11。

表 4 –11　　　　　　　　　　俱乐部收敛系数表

俱乐部收敛	NET – MML			一阶段			二阶段		
	东部	中部	西部	东部	中部	西部	东部	中部	西部
β_2	0.001	0.003	0.003	0.011	0.015	0.007	– 0.007	– 0.003	– 0.007
	(0.067)	(0.213)	(0.202)	(0.774)	(1.118)	(0.471)	(– 0.781)	(– 0.290)	(– 0.653)

由表 4 – 11 可知，我国东中西部均不存在俱乐部收敛[①]。一方面表明同一区域的效率不趋同，另一方面表明不同区域的效率并不是不可缩小，尤其是整体及一阶段系数为正，说明各区域的效率值可以各种手段缩小。

_____

① 我们同时对八大区域进行了俱乐部收敛检验，同样得到均不收敛的结果。

4.1.6　结论及建议

通过对省级政府卫生投入产出过程进行分析，得出卫生投入产出是链式网络结构。利用链式网络共同前沿马奎斯特—卢恩伯格指数（Network MML）方法对我国省级政府的卫生投入动态效率研究发现，2002—2011 年间，我国政府财政投入逐渐增加，链式网络下的卫生投入的整体效率也逐步上升，这与传统的 DEA 评价方式得到的效率结果有显著差异。通过对整体效率进行分解可以得到，两阶段的生产过程效率差异明显，一阶段的硬件产出效率减小，二阶段的服务效率逐年上升。通过对全国及分区域动态效率的收敛性进行分析，得出不存在 σ 绝对收敛，整体上不存在绝对 β 收敛以及俱乐部收敛，但存在相对 β 收敛，东中西部的效率差距会持续存在并可能加大。由此，提出以下政策建议：

（1）加强对医疗卫生硬件的持续投入

我国老龄化程度逐渐增大，同时人民生活水平的提高也加大了对医疗服务需求的高速增长，虽然我国政府卫生投入的增速已经大于 GDP 速度，但仍然无法完全满足人民群众的需求，因此，一方面要持续加强对医疗卫生硬件（包含医院数、人员数、床位数等）的政府投入，另一方面，积极开拓卫生资金投入来源，吸引民营及外来资本的投入，也是加强卫生硬件投入的途径。

（2）注重硬件产出效率与服务产出效率的平衡

我国当前尤其是在中部与西部地区存在两阶段产出效率不平衡的情况，导致卫生投入的整体效率低下。即政府不仅要注重卫生产出的数量增加，也要注重卫生产出中的服务质量指标的变化，尤其是加强公共卫生以及预防服务的投入，从而减少患者的死亡率，提高医疗卫生的服务效率及整体效率。

（3）东北及西北地区的省级政府应重视卫生投入效率向东部沿海地区的追赶

东北及西北地区的卫生投入效率呈现出"双低"的特征，这些区域的政府应积极投入医疗卫生资源，提高卫生效率，改善卫生投入模式，向东部沿海地区"双高"区域学习，在进行经济增长追赶的同时实现卫生投入的追赶。

（4）根据不同省份的效率特征，有针对性的实施中央政府对地方政府的卫生财政转移

由于不存在全国范围内的 σ 及绝对 β 收敛，因此，如果不采取措施，我国各省份的卫生投入动态效率不会收敛到同一速度。但由于存在相对 β 收敛及不存在东中西部各自的俱乐部收敛，因此，条件收敛性的存在，为促成绝对收敛留下了政策空间，根据省份的整体及分阶段效率特征来实施通过有针对性的中央政府卫生财政转移既是一种可选途径，另外，还可以通过统筹东中西部区域协调发展、城乡协调发展等措施，促使各省份的动态效率值趋于一致，最终实现绝对收敛。

4.2 试点改革地区公立医院监管体制的比较分析

最新一轮医疗改革中，为了贯彻中共中央、国务院2009年发布的《关于深化医药卫生体制改革的意见》和2009—2011年发布的《医药卫生体制改革近期重点实施方案》，2010年，《关于公立医院改革试点的指导意见》由卫生部、中央编办、国家发展改革委、财政部和人力资源社会保障部等多个部委制定实施。在我国若干城市实施公立医院改革，探索新的公立医院监管方式。

公立医院改革试点以来，不同地区的公立医院及监管机构根据自身特点，积极探索公立医院的管理方式，采取了不同的改革方式和措施，取得了不同的效果。2010 年国家确立的 16 个国家级的公立医院改革试点城市。东部地区的 6 个城市包括：辽宁省鞍山市、山东省潍坊市、江苏省镇江市、上海市、福建省厦门市和广东省深圳市；中部地区的 6 个城市包括：黑龙江省七台河市、河南省洛阳市、湖北省鄂州市、安徽省芜湖市、安徽省马鞍山市和湖南省株洲市；西部地区的 4 个城市包括：青海省西宁市、陕西省宝鸡市、贵州省遵义市和云南省昆明市。2011 年又加入了北京作为第 17 个公立医院改革试点城市。

李晗（2012）把公立医院试点城市的改革中的"管办分开"模式分为体制内、体制外以及横跨体制内外混合形式的管办分开三种。体制内管办分开包括潍坊、鄂州、昆明、洛阳等城市，主要特征是管办职能在卫生行政部门内部分开，在卫生部门内部专门成立不同的机构来实施监督职能。体制外管办分开主要包括上海、马鞍山等城市，由市级政府专门成立独立于卫生局的监管机构，如申康医院发展中心等。横跨体制的混合形式包括七台河、深圳、芜湖等城市，在市政府的协调下由卫生局及其他相关单位共同成立公立医院的监管机构。薛雪（2013）把公立医院监管的机构设置方式分为 4 种模式，即政府不同部门之间分开，包括上海、成都、无锡等；政府部门内部分开，包括潍坊、海南等；政府部门与非政府组织分开，如苏州等；政府部门与单位分开，如深圳等。以下我们以某些典型地区的改革措施为例，来说明公立医院监管的特征。

4.2.1　管办分开不分家的监管模式

（1）北京：卫生局下的医管局

早在 2005 年，北京市海淀区就成立了公共服务委员会，对公共卫生事业进行管理。作为实施"大部制"和管办分离的探索。公共委通过与医院等签订合同，实施"契约式"管理方式，医院拥有相当的自主性。

2011 年 7 月，作为全国第 17 家公立医院改革试点城市，北京市医院管理局成立。与其他城市独立的医管局设置不同，北京市医管局是卫生局管理的二级机构，也是我国省区市中首个列入行政序列的医管局。卫生局负责全行业、属地化管理，主要管制定政策、规划、标准、准入及监管。而医管局负责具体的医院管理。

北京市医管局设置有十余个部门，专注于对市属 22 家三级医院的精细化和规范化管理。医管局成立了理事会，审议医管局的重大决策；并成立了社会监督委员会，由患者、医护人员代表和法律、经济、管理等专业人士组成；市医管局向医院派驻监事会，对所办医院的财务活动、经营管理、医疗服务行为进行监督。成立以来，医管局开展了医药分开、取消 15% 药品加成等费用、建立医院法人治理结构等措施，通过健全制度、加强监管来实现公立医院的公益性特征。并建立以医疗质量、费用控制、服务效率、成本控制与资产管理、可持续发展、患者满意度等为重要指标的目标管理和考核评价体系，确保医院的公益性和经营效益。

先期探索的海淀模式的做法是，采用诸多形式（如招投标、合同外包、民办公助等）建立起和医院的管理模式，同时对医院的人事、人力资源管理方式进行改进，增加医院的用人灵活度。海淀模式的不足在于又陷入了多头管理的困境，同一个医院需要面对卫生局和公共委两个部门。北京市医管局是采用的"内分外不分"，或"管办分开不分家"的形式，医管局直接受到卫生局的领导，卫生部门作为公立医院的多个委托人之一，将通过医管局传递更多的自身利益的政策，因此，将更多受到卫生局的政策影响。

（2）潍坊：卫生局下的医管会

2005 年 12 月，潍坊发布了《关于进一步加快卫生事业发展与改革的意见》，为破除卫生、财政、物价，人事、组织等部门"多头管理"的困局，以及明确政府与公立医院之间的定位与关系，潍坊实施了管办职能在卫生行政部门内部分开，由卫生行政部门内部设立的公立医院管理机构和监管机构分别承担"办"和"管"职责的模式。改革实施后，由卫生部门统一管理。2010年 3 月，潍坊市成立了公立医院管理委员会，其办公室设在卫生局，作为市属公立医院的高层决策议事机构，履行政府办医职责。

潍坊逐渐形成了"国有资产管理—主管部门—单位"三层监管体系。院长年度考核、综合目标责任管理等措施，以及业绩考核体系的制定交由上级卫生行政主管来制定和实施考核。潍坊模式较好地控制了服务费用的快速上涨，但需要在医疗服务资源的需求与供给平衡中进行更多设计，并对公立医院与其他部门之间的资源分配进行协调，并且，潍坊模式对医院的人事权监管较严。并在公立医院的监督层，设立了医院监事会。

通过组建医院联合体等措施，潍坊模式取得了公立医院效率与服务费用上涨控制的双重目标，它采用的综合目标管理责任制，就是尝试通过寻找到一种合理的评价体系，并将不同类型与维度的多目标转化成为同一度量方式的整体目标，从而使得评价目标单一化、清晰化。即将单委托人多任务转化单委托人单任务。而评价体系一旦确定，不同的公立医院在同一标准下就可与其他医院的绩效指标进行标尺竞赛。

4.2.2 独立于卫生局的监管机构

（1）上海：成立国资委委托的医院发展中心

2005 年 9 月，上海发布了《上海市人民政府办公厅关于推进本市市级医疗卫生机构管办分离改革方案的通知》，成立申康医院发展中心，卫生行政部门完全从公立医院事务管理中退出，申康中心负责具体的医院管理，而卫生局仅仅履行对卫生行业的全行业管理职能。2013 年，在经过前期对公立医院改革探索基础上，又发布了《上海市进一步深化公立医院体制机制改革三年行动计划》，提出以信息化为支撑，构建严格有效的医疗服务监管体系。

申康通过建立法人治理结构，设立了最高权力决策机构——理事会，并建立了资产监营部、规划发展与绩效评估部等 8 个部门。通过考核社会效益、资产运营、医院管理、职工满意度、可持续发展等 5 个方面的指标，来对公立医院进行评价。行政级别上，卫生局与申康中心平级，卫生局作为一个卫生主管部门，对卫生事业进行全行业的管理，负责准入、规划、政策。申康医院发展中心是具体的医院管理者，负责医院运营的全过程。

通过建立独立的申康中心，较好地实现了"政事分开"和"管办分离"。但同时，申康中心的上级主管是上海市国资委（及其委托公司），但同时又在上海市卫生局的指导下，履行管理医疗卫生资产的职能。申康模式的最大困难在于协调和卫生部门的关系，毕竟这种模式削弱了卫生行政部门的权力，需要更高更好的沟通机制。

因此，申康模式把公立医院的资产管理功能单独划拨出来，成为一个独立的委托人进行监管，这反而在某种程度上会更加强化医院的经济性目标，从财务指标上看，申康模式下的公立医院业绩良好，长期来看，作为强势的监管者——医院发展中心，只负责经济性目标反而更会损害其他弱势的委托人的目标。但单单通过成立实现其他目标的监管中心又陷入了多目标多委托人的陷阱，因此 2013 年上海市新的行动规划强调了协同服务和分工协作机制。

（2）鞍山：成立医管局与垂直监管

根据 2011 年 6 月发布的《鞍山市公立医院改革试点实施方案》，通过建立公立医院管理委员会，该委员会是医院管理的最高决策机构。同时组建医院管理局，由医院管理局履行政府举办公立医院的职能，负责公立医院监管的各项职能，有效地实现了"管办分离"。

对于不同的公立医院，强调优化医疗卫生资源布局，实现各级各类公立医院差异化发展。将公立医院分为公益性医院、公立性医院、农村乡镇公立医院等不同类型，建立了公立医院三级服务体系，并对不同类型的公立医院实施不同的财政补贴和管理方式。

对于公立医院的监管内容以医疗质量和医疗安全为核心，并坚持公益性与效率相统一的原则。引入目标管理方式，医管局对公立医院院长的考核为五个维度：社会指标、效率指标、质量指标、成本指标、发展指标。组建了医疗服务质量管理专家委员会，实施了院务公开，聘请了社会满意度监督员。同时，对于患者这一利益群体，通过采用委托第三方进行患者满意度调查的途径来表达患者的利益诉求。另外，为减少公立医院的监管链条和多头指挥，鞍山市原市卫生局所属市直 19 所公立医院全部划归公立医院管理局直接管理，实施直接与单头管理。

在公立医院监管制度配套的其他措施包括建立了"三会一层两派驻"的内部治理模式。对公立医院分配制度进行改革，例如实施绩效工资制。建立以"总量控制，动态管理"为核心内容的人事用工新模式。并开放医疗市场，积极引入社会资本办医，在缓解医疗资源紧张的同时，也促进了公立医院的竞争，公立医院的运行效率有了极大的提升。

总体上，鞍山市通过建立独立的公立医院监管机构——医管局，以及新的医院管理方式——医管局直接管理市属医院，切断了多个部门对公立医院发展目标的影响，在通过确立公立医院公益性的基础性目标的基础上，通过引入目标管理，有效地促进了公立医院的公益性目标发展。加以其他配套措施，鞍山市的公立医院监管取得了较好成绩。

4.2.3　大部制或独立的监管模式

（1）深圳：成立多部门协调机制的医管会

2011年5月，深圳市组建了公立医院管理委员会，该委员会是联合了包括编办、发改、财政、卫生、人力资源社会保障等多个部门参加的机构，以作为公立医院监管的机构。同时，逐步在基层的公立医院内部实行理事会制度，并建立起理事会下的原则负责制。医院管理委员会由卫生、发改、财政、社保、人事、药监等部门派代表组成，共同负责公立医院的监管职责。

2013年5月，深圳市成立了公立医院管理中心，直属于深圳市政府。与卫生和人口计生委相比，卫生和人口计生委负责整个行业的监管，而医管中心则是负责市属公立医院的具体运营监管。

而在公立医院运行监管的实际操作中，深圳市卫生与人口计生委履行出资人职责，区分出公立医院的运行自主权并通过订立合约的方式明晰化。深圳市通过《公立医院综合管理目标责任书》这一具体的监管方式较好地实施了监管，因此，可以说当前是由深圳的卫生部门对公立医院进行着全行业的监管。

具体运行上，深圳市建立了医疗服务整体管理与质量控制评估制度，采取多种形式进行评估，包括行业综合评估、专家专项评估和第三方满意度调查等方式。与公立医院监管配套的措施也陆续出台，包括推进医疗服务支付制度的改革、完善公立医院补偿机制、建立药品流通企业与医院药房竞争机制、改进药品采购方式、查处医药购销领域商业贿赂行为等。

（2）海南：设立独立的医疗质量评级机构

2008年8月，海南建立海南医院评鉴暨医疗质量监管中心，其职能包含了医疗机构实施评鉴、评价与医疗质量监管等，作为独立的第三方评价机构，中心能较为客观地开展医疗质量评价工作。

医院评鉴中心实行年度综合目标管理责任制，且不设行政级别，员工不设行政、事业编制。通过设置独立的第三方质量评价机构，海南的医疗服务质量得到很大提高，提升了海南省公立医院整体监督水平。在此基础上，2011年海南省《海南省公立医院改革试点实施意见》中，还逐步引入了医患纠纷的第三方协调机制、实施全行业统一监管等措施。

独立第三方监管，作为公立医院的一种有效监管方式，在我国台湾、香港及其他国家得到了推行。比如台湾地区是行政当局委托第三方评价医院；我国香港地区是非官方的医管局负责监管；在美国，对医院实行第三方评价也已近百年。但是由于我国公立医院的特殊属性，包含一些社会性任务等的多项任务均由公立医院承担，导致对公立医院的监管职能难以从体制内剥离出来。与NGO或非政府监管类似，海南的尝试是对我国公立医院监管的一个创新。同时也必须看到，医院评鉴中心仅仅负责医院质量评价，要对公立医院实施全面的监管，还需要理顺其他关系，设立更有效的综合性监管机构。并且，如何真正的保持监管机构的独立性，在我国当前环境下如何培育出独立的监管机构，以及对独立性的考核也是需要综合考虑的问题。

4.2.4 产权改革后的监管方式

（1）昆明：医院股份制改革后的医管局和发展中心

2010 年 6 月，昆明市发布《昆明市公立医院改革实施方案》，指出通过鼓励社会资本参与公立医院的重组及改制。通过办好一部分，改制一部分，大力发展一部分。通过改制公立医院，引入社会资本，各方之本可以共同注册，成立股份性质的医院。通过股份制改革，以缓解公立医院资源紧张及看病贵的问题。

公立医院办医模式主要包括改制重组模式、品牌技术输出模式、医院间资源整合共享模式和社会力量办医模式。对于公立医院实施股份制，建立具有鲜明特征的独立法人；公立医院利用现有的技术和品牌，与社会资本合作新办医院；各级各类医院通过建立松散型或者紧密型的医疗集团，实现合理配置不同类型的医疗资源；通过扶持鼓励、规范引导、优化配置、公平竞争，发展一批有规模、有质量、有技术、有品牌的民营医院，以此来推动医疗市场的有序竞争。

公立医院的监管体制上，组建隶属于昆明市卫生局的市医院管理局，事业单位参公管理，人员从市卫生局及其所属参公管理单位调配。医管局的职责是指导和规划公立医院发展，管理公立医院的公益性。同时成立医院发展中心，代表履行出资人的义务，承担相应职责。发展中心由卫生、财政、医院法人、职工等多方人员组成。发展中心对医院发展中的重大问题、重要投资等提供决策。并在公立医院内成立由医院职工代表、人大代表、政协委员、纪检监察机关代表组成的医院监事会，对医院的运行发展进行监督。另外，在市政府层面，成立了昆明市公立医院改革国家联系试点城市工作领导小组，以明确政府职责，为公立医院履行公共服务职能提供保障条件。

建立一系列的医院管理机制，包括绩效评估、质量安全等，通过建立医疗服务质量、安全监管、风险监管等制度的建设，积极推行医药分离、完善医保制度、完善公立医院财务管理制度、深化医院人事制度等配套措施，以支持公立医院的改革和发展。

昆明公立医院股份制改革后的关键问题是对公立医院的定位，股份制后的医院收益能否进行分红，分红与公立和非营利的定位是否冲突，以及在监管体制上，医管局进行的公益性目标监管与医院发展中心的经济性监管是否冲突，也是需要明确的一个问题。

（2）洛阳：渐进式改制下的医管局

2012 年 12 月，洛阳市发布了《洛阳市加快公立医院改革改制工作实施方案》，提出"政策引导、试点进行，医院自愿、一院一策，分步实施、稳步推进"的公立医院改革策略，坚持公立医院的公益性质和引入市场机制相结合的方式。

公立医院的改革可通过"国有资产整体出让、职工集体持股"或"保留存量、引进增量、增资扩股"这两种方式进行。前者是国有资产全部退出，后者则为引入社会资本，把公立医院改制为股份制医院，社会资本的股份比例可多可少，但政府股权原则上不得低于 34%。洛阳市最初改制的 6 家医院中，5 家选择了"职工集体持股"模式。

监管机构设置上，2010 年 8 月，成立了市卫生局下属的洛阳市医院管理局，医管局承担办医职能，而市卫生局仅承担监管职能。医管局整合了分散在卫生局、发改委、财政局、人事厅、物价局等多个部门的办理职能，并明确办医与监管的区别。在公立医院内部，法人治理结构的特征是以理事会为核心的理事会、监事会、职工代表大会、管理层（简称"三会一层"）。

配套措施上，激励制度上实施了风险抵押金制度，作为对公立医院的考核与激励。建立公立医院基本药物制度，完善了医患纠纷第三方调解机制，成立了第三方中立机构——洛阳市医疗纠纷人民调解委员会。

洛阳模式作为一种渐进式改革的模式，实施了股份化后仍存在一些问题，包括管理体制仍属于"管办分开不分家"的老模式，另外，股份化后的公立医院的"公立"特点已经褪去，但仍然受到公立的考核和限制，股份化后能否分红，其他配套措施能否跟进及一致等，都是股份化改革的后续问题。

昆明和洛阳实际上都是江苏宿迁模式的延续和升级。宿迁通过拍卖等方式，将全市所有的公立医院全部转为民营医院。宿迁模式也引起了很大争议。开展股份制的改革模式借鉴公司治理的方式对公立医院的管理模式进行改造，由于公司治理在经济性目标实现上的巨大优势，这种模式至少在经济性目标上取得了巨大的成功，各类实证性的调研报告在这个结论上大都是一致的。并在经济目标取得较好成效的基础上通过配套措施保证公益性的实施，但公立医院在各类目标上仍不平衡，当前的情况是在经济性目标的充分实现后来扶持、辅助其他目标的实现。如果其他各类目标在短时期不能取得较好（可测量、可验证的）绩效，公立医院也可能放弃公益性目标而转向追求单一的经济型目标。

从我国不同区域的公立医院改革及监管试点来看，设置的公立医院监管机构差异很大，具体实施措施也存在不同。一方面，是由于不同区域的地方经济、卫生发展状况的差异；另一方面，这也是公立医院的不同监管机构利益博弈的结果。如实施管办分离的具体方式，是选择管办分开分家，还是分开不分家等，以及医管局（或医疗管理委员会）能否与卫生局平级或独立于卫生局，或是独立于其他机构（如国资局）等，以及是否采用股份制改造等方式进行公立医院的产权改革，都是不同利益集团博弈的结果。因此，在全国层面上考虑公立医院的监管机构，需要充分考虑和分析新中国成立以来尤其是改革开放以来的各个利益集团的力量大小。

4.3　公立医院监管的多委托人多目标特征及其关系分析

4.3.1　多委托人特征及其关系分析

（1）多委托人特征分析

我国公立医院具有明显的多委托人（监管人）特征，随着我国历次医疗改革的完成及中央部委的调整，公立医院监管的各项职能分散于各个管理机构。根据 2008 年发布的《关于成立国务院深化医药卫生体制改革领导小组的通知》以及 2011 年《国务院深化医药卫生体制改革领导小组组成人员调整》等文件显示，与公立医院改革与监管相关的中央政府部门包括发改委、卫生部、财政部、人力资源社会保障部、中宣部、中编办、教育部、工信部、监察部、民政部、商务部、人口计生委（现隶属于卫生计生委）、国资委、法制办、国研室、保监会、食品药品监督局、中医药局（现隶属于卫生计生委）、全国总工会、解放军总后勤部卫生部等 20 个（现 18 个）部委。

我们通过列表的方式列出在公立医院监管中，不同部委在监管中所拥有的权力、利益及其相关策略，见表4－12。并参考夏冕（2010）将不同部委分为一级利益相关者及次级利益相关者，我们将不同部委分为核心监管部门、一般监管部门及外围监管部门。

表4－12　　　　　　　不同部委的监管权力及特征

部门	监管职能	利益	监管手段	重要性
发改委	医疗服务价格、基建和大型设备项目投资审批、基本药物目录制定	经济发展、部门权力	定价权控制、投资审批、基本药物目录的筛选	核心监管部门
卫生计生委（含原卫生部、人口计生委、中医药局）	日常运行管理、行业监督、药品招标采购	国家健康发展水平、服务质量、公立医院规模及部门权力	行业专业监管	核心监管部门
财政部	资金投入、分配、执行及监督权	税收、经济发展、收支盈余	经济目标监管	核心监管部门
人力资源社会保障部	人事和干部管理、职称评定	提高人员素质及效率，人员数量控制、晋升考核	职员编制额度、职位、职称晋升考核	核心监管部门
国资委	公立医院的改革和重组、资产保值增值等	国有资产的保值增值，行业总体呈现稳定增长	行政、经济、法律等方式，以前两者为主	核心监管部门

续表

部门	监管职能	利益	监管手段	重要性
中宣部	行业宣传与报道、精神文化建设	引导社会方向，树立发展典型	新闻媒体报道监督	外围监管部门
中编办	行政管理体制、机构改革及机构编制	机构岗位数额及人员素质要求	人员及职位设置考察	一般监管部门
教育部	医药人才招生、培养、实习、就业	国家卫生人才发展，培养的成本收益比较	招生人数、培养方式、就业流向控制及引导	一般监管部门
工信部	医疗产业规划、医药行业产业标准及政策	医药行业日常运营，与其他行业平衡健康发展	行业准入、退出、竞争的规范、对研发的支持与规划	一般监管部门
监察部	纪律检查和行政监督、监督医院医生等从业者	医院执法、廉政、效能情况，维护行业规范和群众利益	检查、受理、调查及其他法律法规手段	一般监管部门
民政部	贫困人口公共救助、医疗救助、医药费用减免等	贫困人口脱贫，贫困人口医疗费用支付比例下降及减免	最低生活保障、社会救济、其他再分配手段	外围监管部门
商务部	医药流通行业的发展战略、政策，医疗行业开放	医药流通行业合理发展、产业结构合理升级	市场监督、反垄断调查、国际及国内贸易监管手段	外围监管部门

续表

部门	监管职能	利益	监管手段	重要性
法制办	公立医院运行过程中的相关法律制定	保障公立医院稳定运行和满足人民群众的需求	调研、起草、组织、解释相关法律制度	外围监管部门
国研室	公立医院的综合性政策研究和决策咨询任务	保障公立医院稳定运行和满足人民群众的需求	组织或参与收集、分析、整理政策和决策研究	外围监管部门
保监会	医疗保险行业的发展战略、政策及市场运行监控	保障医疗保险费用的合理高效运转，投保人群利益，部门利益	行业准入、退出、竞争的规范，维护保险业的合法、稳健运行	一般监管部门
食品药品监督局	药品审批权、质量监督权	保障医院及患者用药安全，部门及药品生产企业利益	行政监督和技术监督，对药品的质量、加入、准入等监督	一般监管部门
全国总工会	维护职工的合法利益和民主权利	职工利益、群众利益、相关利益群体利益	参政议政	外围监管部门
解放军总后勤部卫生部	军队公立医院的运营、准入、发展制定等	军队卫生发展水平、服务质量、规模及部门权力	行业专业监管	外围（特殊）监管部门

同时，其他非政府机构但与公立医院有利益联系的群体，会通过各种渠道和途径表达各自看法和观点，以维持自身的利益和

在监管中争取有利的地位。这些利益集团主要包括药品生产企业、药品流通企业、商业保险公司、民营医院等，他们是有组织的利益集团；而另外一个重要的利益群体，消费者则属于无组织的利益集团。

通过分析利益集团的特征、影响的监管部门、影响的策略以及影响程度等因素，我们得出当前公立医院不同的监管机构受到不同利益集团的影响，在此影响下会制定出不同的监管政策。见表4-13。

表4-13　　　　　　　不同利益集团的特征及其影响

名称	特征	影响机构	策略和途径	影响程度
药品生产企业	国民经济的重要组成部分、税收重要来源	发改委、财政部、人口计生委、国资委、食品药品监督局、全国总工会等	协助政策酝酿、研讨会、资助研究机构、行业协会、两会代表、公共传媒	强
药品流通企业	拥有完整药品物流渠道、庞大的职工群体	发改委、商务部、人口计生委、国资委、食品药品监督局、全国总工会等	协助政策酝酿、研讨会、资助研究机构、行业协会、两会代表、公共传媒	强
商业保险公司	拥有较大的参保人群和较大的市场潜力	发改委、财政部、人口计生委、国资委、保监会等	协助政策酝酿、研讨会、资助研究机构、行业协会、公共传媒	一般
民营医院	增长速度较快	发改委、财政部、商务部、人口计生委、食品药品监督局等	研讨会、全国工商联	一般

续表

名称	特征	影响机构	策略和途径	影响程度
消费者（患者）	群体庞大、组织松散	人口计生委、食品药品监督局、保监会等	消费者协会，其他松散、非正式、非正常途径	弱

（2）多委托人之间的关系分析

在自身利益考虑及不同利益集团的影响下，不同部委为实现各自监管目标，需要对代理人——公立医院实施不同类型和强度的监管措施，这也导致不同部委在公立医院监管中各自的关系存在差异。

在监管强度上，几大核心监管者存在监管资源与利益争夺，从我国公立医院改革试点不同地区的不同类型试点模式就可以看出，在由卫生部主导的公立医院改革试点中，强调的是"管办分开不分家"，在由国资委主导的公立医院改革试点中，强调的是由国资委委托的医院发展中心。核心监管机构之间的监管权力争夺导致了监管过度，大量过多、过严、过细的监管方式导致"监"与"管"难以分离，且主要集中在医疗服务、医药等各方面的准入监管。同时，长期以来公立医院一直实行的行政化监督和管理方式，这种运用法律、政策、行政控制等方式进行监管的途径，又导致核心监管者监管成本过高，同时对与医疗服务质量、医疗服务过程等的审慎监管不足。同时，监管理念与方法落后，缺乏在多个监管者之间进行联合监督的制度和成熟的经验。

而一般监管者和外围监管者则存在明显的搭便车行为，体现为监管动力不足、能力不足。在政府政绩考核的政治约束与财政分权的财政约束下，基于成本收益的理性分析，一般监管者和外围监管者自身缺乏积极参与公立医院监管的动力，同时，由于资源配置的因素，也缺少相应的人力物力等资源进行有效监管。

基于以上分析，我们可以得出不同类型监管者之间的关系，核心监管者之间的主体关系是增多监管权力和资源，但同时某些时候为了实现某一目标，必须联合其他部委进行联合行动，因此他们之间的关系是竞争为主，合作为辅。而一般监管者的监管职能大多需要核心监管部门配合，因此他们与核心监管者之间的关系以合作为主。而其他监管者主要是为了搭便车，因此他们绝大部分是采用跟随、同意、默认等合作方式。见表4-14。

表4-14　　　　　　　　　不同类型监管者关系分析

	核心监管者	一般监管者	外围监管者
核心监管者	竞争为主，合作为辅	竞争与合作并存	合作
一般监管者	竞争与合作并存	合作	合作
外围监管者	合作为主	合作	合作

多个部委及不同的利益集团共同构成了我国公立医院监管的直接和间接影响因素，我国的公立医院最终监管制度、手段及措施，均是在上述复杂的机构间利益博弈后得出的相对均衡结果。

4.3.2　多目标特征及其关系分析

（1）多目标特征分析

公立医院是我国的办医主体，其主办者——政府代表了人民群众的利益，因此，作为人民群众的代理人，政府举办的公立医院的根本性目标是人民群众社会福利最大化，具体即患者利益最大化。从长期来看，即人民群众的身体健康水平收益最大化。

李璐（2012）将公立医院的目标分为稳定性目标，即公立医院应努力将公共卫生危险降到最低；公平性目标，即公立医院要为不同阶层的人民群众提供医疗卫生服务；效率性目标，即要提高公立医院的服务效率；发展性目标，即公立医院应成为社会福利增长的重要推动力。郑阳晖（2012）认为公立医院应包含医学使命目标、专业目标及经济目标。周海沙等（2005）分析了公立医院社会政策目标和实际行为目标之间的差距，指出随着国家对公立医院下放经营自主权以及部分剩余索取权，公立医院的经济性目标逐渐增强，在国有企业改革的大背景下，其趋利性的趋势日益明显。

无论何种区分，我们都可以看出，公立医院与企业不同，它包含了更多的非经济的使命与目标在其中，大部分研究认为，公立医院目标具有双重属性，即经济性目标与公益性目标。我们可以将多委托人对公立医院的监管目标归类为经济性监管与公益性监管两类。经济性目标即为医院需要实现的经济性收益与成本之差，表现为医院以货币形式体现的财务绩效上，其衡量清晰明确。但是对于公益性目标，虽然2009年开始的新一轮医疗卫生体制改革其中一项原则即为"建立基本医疗卫生制度要坚持公共医疗卫生的公益性质"，不同学者也从法理学、福利经济学、公共政策等学科的角度，做了不同解释和说明，如冯斌（2001）认为，公益性是"最大限度的满足人类的健康需要和提高人类平均预期寿命"；董云萍（2010）认为，公益性是提供基本卫生服务的公平性和可及性、适宜性。北京大学中国卫生发展研究中心（2011）认为广义的公益即公共利益，具体到医疗卫生体制，其公益性体现在其三个目标上：提高人群的健康水平；为人群提供疾病经济风险保护；满足人群对健康和卫生服务的期望。但当前仍然缺乏清晰的公益性定义，由此也影响了公益性目标的实现。见表4-15。

表 4 – 15 公立医院多目标分析表

目标	内容
经济性目标	经济收益考核,以保证公立医院盈亏平衡和正常运转,实现医院经济收益最大化
公益性目标	公共卫生服务、边远地区普遍服务、紧急救灾医疗服务、贫困人群医疗救助、医学教育以及其他特殊需求等,实现国民健康水平最大化

(2) 多目标之间的关系分析

公立医院需要实现的多目标决定了公立医院必须在不同目标之间进行选择,将其有限的人力和物力等资源合理的在不同目标之间分配。此时,不同目标之间的关系对公立医院的资源分配有重要的影响。

一般地,公立医院的经济性目标与公益性目标之间可能存在替代(完全替代、部分替代或强替代、弱替代)、独立、互补(完全互补、部分互补或强互补、弱互补)等三大类关系。经济性目标与公益性目标之间的替代关系是指同时实现两类目标的努力成本大于单独实现两类目标努力成本之和,对一项目标努力程度的提高会引起另一目标边际机会成本的提高,即当一类目标被执行之后,那么另一目标将更难执行;经济性目标与公益性目标之间的独立关系是指两类目标同时实现与单独实现时成本一致,即一类目标努力程度的提高不会引起另一类目标实现的边际机会成本变化;经济性目标与公益性目标之间如果存在互补关系,那么同时实现两类目标的努力成本小于单独实现两类目标努力成本之和,对一项目标努力程度的提高会引起另一目标边际机会成本的降低,即当一类目标被执行之后,那么另一目标将更容易执行。

141

Martimort 和 Stole（2001）指出，无论是在完全信息还是在不完全信息下，任务之间的互补关系会弱化委托人之间的竞争，而替代关系则会强化委托人之间的竞争，因此，不同目标或任务之间的关系或其相关性对代理人努力的成本函数会产生影响，进而影响委托人对代理人的激励。我国当前公立医院运行中普遍存在的公益性不足、经济性过度，正是由于人们把公益性和经济性对立起来，使得经济性目标和公益性目标几乎成为完全替代关系。董云萍（2010）认为当前的宏观体制与政策因素削弱了公立医院实现公益性能力、公立医院运行机制不适应公益性目标。见表 4 – 16。

表 4 – 16　　　经济性和公益性目标关系分析

	经济性目标	公益性目标
经济性目标	/	强替代
公益性目标	强替代	/

黄锐（2011）认为我国公立医院的公益性是带有一定福利性质的公益性，而其经济性应更为关注资源的利用效率，而不是强调医院的经济效益，同时，经济性也要强调正的外部性，即组织本身和整个社会的效率均需最大化。因此，从这个角度出发，公益性和经济性可以是部分互补的关系。我们从长期和短期的角度来分析公益性和经济性目标的关系，如表 4 – 17 所示。

表 4 – 17　　　长期与短期内经济性和公益性目标关系分析

	长期经济性目标	长期公益性目标
短期经济性目标	强互补	强替代
短期公益性目标	弱互补	强互补
长期经济性目标	/	强替代
长期公益性目标	弱互补	/

因此，从静态的角度来看，公立医院的经济性目标和公益性目标具有强替代，要同时实现两类目标，会增加公立医院的运行成本。但如果我们从长期的角度来分析，公益性投入可能会增加长期的经济性收益，此时公益性与经济性目标之间则会出现互补性的关系。

4.3.3　现实中多委托人和多目标之间的冲突及其体现[①]

由于多委托人的存在，且多个委托人之间目标的不一致，且短期内存在替代关系，导致不同监管方在实现各自目标时存在利益冲突。由于不同利益集团及监管方的能力差异，由此他们在激励公立医院时采取的监管与激励强度差异很大，导致公立医院多目标之间实现程度差异巨大，我国的公立医院在整个社会市场经济体制改革的大背景下，也逐渐向市场化改革迈进，导致实现经济性目标所需要的各类资源得到强化，而与此相反，公益性目标所需的各类资源，包括计划经济时代所建立的合作医疗制度等，都逐步瓦解，公益性目标逐渐淡化。公立医院的运行机制不适应公益性目标要求，过度追求经济效益，卫生服务的公平性指标等明显下降，在现实生活中，公立医院经济性目标过强、公益性目标缺失体现为看病贵、看病难问题日趋严重，更具体地，体现为医疗服务中供方诱导需求问题越发严重。

"供给方诱导需求"这一命题最初起源于 Shain & Roemer (1959) 与 Roemer (1961)，即"病床供给创造病床需求"，被称为罗默法则 (Roemer's Law)，也被称为医疗领域的萨伊法则 (Say's Law)，供给方诱导需求 (Supplier – Induced Demand) 是医生（作为供给方）诱导出病人的医疗服务。作为医疗行业特

---

① 本节部分内容发表于《卫生经济研究》2014 年第 5 期。

殊供需条件下的行为反应，供方诱导需求是导致"看病贵"和"看病难"的深层次原因。

国内外的学者不但从传统经济理论、信息经济学、行为经济学等角度对供方诱导需求进行了理论解释，还从医生/人口比、收费结构及方式的变化、医生发起或病人发起的治疗访问（doctor – initiated visits/patient – initiated visits）等角度对供方诱导需求进行了实证检验。

在 2000 年后，国内学者开始关注诱导需求的实证研究，在不同的研究数据及其方法下，几乎都得到了存在供给方诱导需求且逐步加深的结论。

Liu & Mills（1999）以及 Cai（1998）研究表明，在中国，阑尾炎和肺炎的全部费用中 18% —20% 被认为是不需要的，33% 的药品消费是不需要的，16% 的 CT 是不需要的，中国的药品消费占全部费用的 52%，而其他国家约占 15% —40%。毛正中、蒋家林（2006）利用 2003 年全国卫生服务调查的横截面数据，以小地域差异（Small Areas Variation）的方法，分析了供给数量与需求之间的关系，从而来推断诱导需求是否存在及其严重程度如何，其研究结论是现实中存在诱导需求，若医师多 10.0%，则门诊消费多 3.6%，若床位多 10.0%，则住院消费多 6.1%。王凡、温小霓（2007）、李晓阳等（2009）参考 Carlsen & Grytten（2000）提出的方法，分别利用 2005 年、2007 年卫生统计年鉴数据，把全国 31 个省市自治区分为医疗资源充足区和不足区，从而区分诱导需求效应和可及性效应，通过对医疗资源分布与医疗资源利用量间的相关性进行相关分析与回归分析，结论是在医疗资源充足区存在非常的严重医疗供方诱导需求，2005 年，每万人口卫生人员数与平均每人的诊疗次数之间的关系为，前者每增加 1%，后者就会增加 0.38%，且每人的就诊费用也会显著增加，达到 0.57%；在 2007 年，每万人口卫生人员数与平均每人的诊疗次数之间的关系为，前者每增加 1%，后者就会增加 0.45%，且每人的就诊费用也会显著增加，达到 0.65%，诱导需求的效应更加严重。而在医疗资源不足区，可及性效应并不明显（系数不显著），人们需求并没有因为服务的可及性而有显著的增加。但该模型在检验供给方诱导需求时仍然没有区分收入效应和诱导效应。

戴伟、何平平（2008）在假定市场价格不变的情况下，建立了垄断竞争条件下的一个医生引致—质量模型，分析了均衡时的质量提供，并进行了数值模拟。研究结果表明，在垄断竞争条件下，医生人数的增加一方面提高了医疗服务质量，另一方面增加了诱导需求的水平。韩华为（2010a）利用 2008 年中国健康与养老追踪调查数据来研究中老年患者的就诊数量选择行为，在计数模型的框架下，重点考察了供给方诱导需求在就诊数量决策过程中的影响程度。结论是认为研究地区存在医疗机构诱导患者消费更多门诊服务的现象。

另外，2001 年，我国最高人民法院《关于民事诉讼证据的若干规定》规定了医疗侵权诉讼的内容，主要含义为"举证责任倒置"，即医疗机构需要对不明晰或不存在因果关系的行为承担证明责任。这加大了医生采取自卫性医疗的可能。程红群等（2004）调查显示，下发问卷 600 份，回收有效问卷 512 份。512 名医生均有不同程度的自卫性医疗行为，其中 407（79.49%）例自卫性医疗行为的程度偏高，且自卫性医疗行为与医生的年龄、对医患关系和谐与否和医疗环境宽容与否的认知情况相关。因此，自卫性医疗行为在我国医生群体中普遍存在，是一个值得政府、卫生管理部门、医疗机构及医生本人高度重视的社会现象。

　　从以上国内的实证研究看，近年来医生诱导需求的严重程度超过欧美一些国家，诱导需求也是造成我国看病贵的一个重要原因。在我国正在进行的医疗改革中，必须结合我国实际，设法遏制医生过度诱导需求问题。韩华为指出，分析供给方诱导需求与实行的医疗卫生体制密切相关。同时，诸多学者（如朱恒鹏，2007；顾昕，2008；韩华为，2010 等）指出，医疗机构扭曲的内部激励机制是中国医疗体系的供给方诱导需求的最主要原因。

　　对于公立医院经济性目标强化、公益性目标缺失的原因，郑大喜（2006）认为主要包括宏观政策上公立医院政府投入比重下降，卫生补偿机制扭曲；政府调控、监管不力。微观管理上公立医院自身管理不善，经营成本过高；并且，公立医院缺乏竞争环境和激励机制。陈安民（2012）认为任务造成这一现象的原因是医疗卫生服务性质定位不明确，政府对医疗服务机构投入不足是主要原因。程广德等（2006）指出公益性弱化原因包括宏观经济体制和社会经济环境因素、卫生改革目标和医院改革导向因素、医疗服务经营补偿因素等。徐义海（2010）也得出类似结论，认为公立医院公益性缺乏的原因在于政府责任不到位、缺少公益性的制度安排、医疗保障体制不健全，第三方谈判能力不足，难以对公立医院的行为进行约束。于莉莉等（2012）基于利益相关者理论对公立医院公益性缺失进行了分析，政府投入不足和缺少相关的政策支持，而现行的诸多政策如以药养医等也推动了经济性目标的强化，要扭转这种局面，需要完善政府对公立医院的补偿机制和监管机制，改革公立医院法人治理结构。井永法（2011）强调了政府在公立医院回归公益性改革中的主导作用探析。林婕（2011）则从主体缺陷、动力缺陷、环境缺陷三个方面分析了当前公立医院监管机制对公益性目标实现的欠缺。见表 4－18。

表 4 - 18　　　　公益性目标与经济性目标之间失衡的原因分析

	经济性目标	公益性目标
宏观监管制度制定	卫生投入长期不足、宏观体制调整与政策调整	合作医疗制度等的瓦解
微观监管手段执行	放权让利、独立法人制度、自负盈亏、以药养医等	缺乏合理的内部治理、信息披露机制、激励机制等

　　因此，我国新一轮医疗改革以来，始终把强化公立医院的公益性放到首位，从宏观制度建设到微观监管措施的执行等，积极有效地构建强化公益性、减弱经济性目标的监管体系，一些措施已经取得了巨大的成效，如农村新型合作医疗制度、基本药物制度建设、管办分离的试点等，但同时也需要看到，我国公立医院长期执行的强化经济性目标的政策仍然存在巨大的作用，公立医院的经济性目标与公益性目标的失衡还需要通过强化公益性监管来继续矫正，而这一体系当前还没真正完整建立。

4.4　小结

　　通过使用数据包络分析方法对历年来我国公立医院的发展绩效进行效率评价分析，对当前我国公立医院监管试点地区的监管体制归纳和总结，以及对公立医院多委托人多目标特征及其关系进行分析。可以看出，在中央政府层面，我国存在包括卫生服务、医疗保险、财政、发展改革以及医疗器械药品监督等为主的多个监管机构，由不同部委主导的公立医院改革试点呈现出不同的监管模式。如由卫生部主导的北京模式与由国资委主导的成都模式，在机构设置、相应规章等方面都差异很大。因此，我们需要在对不同利益相关者进行分析的基础上，设置合理的监管机构和监管措施，以实现公立医院的多重目标和社会福利最大化。

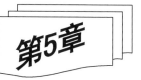

多委托人共同代理框架下公立
医院政府监管体制设计

5.1　基准模型

我们从基准的委托代理模型出发，以研究 *149* 公立医院监管中的共同代理问题。首先对委托代理模型的一般形式进行说明，在此基础上说明多任务模型和共同代理模型。

5.1.1　单委托人单代理人一般模型

委托人与代理人的概念最初来自于法律。委托—代理理论起源于 20 世纪 30 年代，Berle 和 Means（1932）在企业研究中首次提出现代公司所有权和控制权分离的问题。Ross（1973）给出了现代意义上的委托代理概念，即代理关系在一方代表另一方的利益实施决策权力时就已经存在了。

信息经济学中，代理人是拥有私人信息的参与方，委托人是不拥有私人信息的参与方。从契约设计的角度，委托代理的基本模式为委托人提出一个合同，代理人选择接受或拒绝，若代理人接受合同，则执行合同，委托人在合同执行后按照事前的约定支付报酬给代理人。见图 5 – 1。

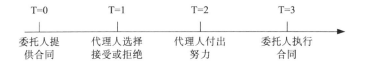

T=0	T=1	T=2	T=3
委托人提 供合同	代理人选择 接受或拒绝	代理人付出 努力	委托人执行 合同

图 5 – 1　委托代理的合同设计时间线

由于委托人与代理人的目标函数并不一致，委托人在设计契约时存在困难，包括效用目标函数不一致、责任不对等、信息不对称、企业不完备等。为便于分析处理，我们需要对上述理论形式的委托—代理模型进行模型化处理，当前存在三种不同的委托代理模型化方法。

（1）状态空间模型化方法

Wilson（1969）、Spence 和 Zeckhauser（1971）、Ross（1973）提出了状态空间模型化方法（State space Formulation）。委托—代理模型中，委托人选择转移支付 $s(x)$ 及行动 a 来实现其收益最大化，同时受到个体理性（Individual Rationality，IR）与激励相容（Incentive Compatibility，IC）的约束。

$$\max_{a,s(x)} \int v(\pi(a,\theta)) - s(x(a,\theta)) g(\theta) d\theta$$

$$s.t. \begin{cases} (IR) \int u(s(x(a,\theta)))g(\theta)d\theta - c(a) \geqslant \bar{u} \\ (IC) \int u(s(x(a,\theta)))g(\theta)d\theta - c(a) \geqslant \\ \quad \int u(s(x(a',\theta)))g(\theta)d\theta - c(a'), \forall\, a' \in A \end{cases} \quad (1)$$

其中，$v(\pi - s(x))$ 和 $u(s(\pi)) - c(a)$ 分别是委托人和代理的 v – N – M 期望效用函数。$v' > 0, v'' \leqslant 0, u' > 0, u'' \leqslant 0, c' > 0, c'' > 0$，$\dfrac{\partial \pi}{\partial a} > 0$。$a$ 是努力程度，θ 是自然状态，不受委托人和代理人控制，$G(\theta)$ 和 $g(\theta)$ 是分布函数和密度函数，$x(a,\theta)$ 是一个可观测的产出结果，$\pi(a,\theta)$ 是代理人的货币收入。个体理性约束也称为参与约束，即代理人接受合同所得到的期望收益不小于其保留收益 $\bar{u}$；激励相容约束即只有当代理人选择行动 a 所得的收益大于选择行动 a'，代理人才会选择行动 a。

状态空间模型化方法通过直观表达技术关系而建立，容易理解，但有时候得不到具有实际经济意义的解。

（2）一般分布方法

一般分布方法（General Distribution Formulation）是将自然状态或可观测变量的分布函数进行比较等价地转换为对整体分布函数的比较选择。因此可以将行动变量 a 去掉，委托人的最优化问题为：

$$\max_{a,s(x)} \int v(\pi - s(x)p(x,\pi)dx$$

$$s.t. \begin{cases} (IR) \int u(s(x))p(x,\pi)dx - c(p) \geqslant \bar{u} \\ (IC) \int u(s(x))p(x,\pi)dx - c(p) \geqslant \\ \quad \int u(s(x))\tilde{p}(x,\pi)dx - c(\bar{p}), \forall\, \tilde{p} \in P \end{cases} \quad (2)$$

151

在这种方法下，我们只需要假设代理人的行为结果和创造收益的密度函数，而不再需要行动变量，就可以进行最优化选择。这种方法简练、一般化，但是缺乏对现实意义的刻画。

（3）分布函数的参数化方法

Mirrlees（1974，1976）、Holmstrom（1979）提出了分布函数的参数化方法（Parameterized Distribution Formulation）。它把状态空间模型化方法中的自然状态 θ 的分布函数转换为产出结果 x 和货币支出 π 的分布函数，因此 $G(\theta)$ 和 $g(\theta)$ 可对应于 $F(x,\pi,a)$ 和 $f(x,\pi,a)$，委托人的最优化问题表述为式（3）。

$$\max_{a,s(x)}\int v(\pi - s(x)f(x,\pi,a)\,d\theta$$

$$s.t. \begin{cases} (IR)\int u(s(x))f(x,\pi,a)\,dx - c(a) \geqslant \bar{u} \\ (IC)\int u(s(x))f(x,\pi,a)\,dx - c(a) \geqslant \\ \quad \int u(s(x))f(x,\pi,a')\,dx - c(a'), \forall\, a' \in A \end{cases} \quad (3)$$

分布函数的参数化方法简单易行、应用范围广泛。在原理上是与状态空间模型化方法一致的，差异在于所建立的效用函数分别是对可观测变量 x 取期望，而可观测变量更易于观察。而前者是对自然状态 θ 取期望，而自然状态变量更难于控制和观察。

总体上，这三种方法各有优劣，而第三种方法应用最为广泛，更一般地，我们假定产出是可观测变量，即 $x = \pi$，委托人对代理人的收益支付根据可观测的产出做出，此时的最优化问题为：

$$\max_{a,s(\pi)}\int v(\pi - s(x)f(\pi,a)\,d\theta$$

$$
s.t. \begin{cases}
(IR) \int u(s(\pi))f(\pi,a)dx - c(a) \geqslant \overline{u} \\
(IC) \int u(s(\pi))f(\pi,a)dx - c(a) \geqslant \\
\quad \int u(s(\pi))f(\pi,a')dx - c(a'), \forall\, a' \in A
\end{cases} \tag{4}
$$

5.1.2　单委托人单代理人多任务模型

传统的委托—代理模型假定委托人面对一个代理人，且代理人只从事一项任务。Holmstorm 和 Milgrom（1991）观察到在许多情况下，代理人从事多个任务，或即使是一个任务，也涉及多个维度，多任务模型的基本形式如下。

代理人的努力向量为 $t = (t_1,\cdots,t_n)$，付出努力的成本为 $C(t)$，产生的总收益为 $B(t)$，设定函数 $C(t)$ 是严格为凸的，函数 $B(t)$ 严格为凹。代理人的产出为 $x = \mu(t) + \varepsilon$，μ 为 $\mathfrak{R}_+^n \to \mathfrak{R}^k$ 的凹函数，ε 为随机扰动项，服从正态分布，均值为 0，方差 - 协方差矩阵为 $\sum$，$\varepsilon \sim N(0,\sum)$。代理人的收入为 $w(x)$，代理人收入的确定性等价为 $u(CE) = E\{u[w(x) - C(t)]\} = E\{u[w(\mu(t) + \varepsilon) - C(t)]\}$，代理人的效用函数满足绝对风险规避系数不变性质，$u(w) = -e^{-rw}$。$r$ 是代理人的风险规避系数，委托人是风险中性的。

代理人的报酬是线性收入，$w(x) = \alpha^T x + \beta$，$\alpha$ 是代理人与业绩相关的报酬率，β 是在委托人和代理人之间进行总确定性等价分配的程度。可得确定性等价为 $CE = \alpha^T \mu(t) + \beta - C(t) - \frac{1}{2}r\alpha^T \sum \alpha$。即代理人的确定性等价是期望工资收益减去成本，再减去风险贴水。

在线性补偿结构下，此时委托人的收益为：

153

$$B(t) - E[w(x)] = B(t) - E\{w[\mu(t) + \varepsilon]\} = B(t) - \alpha^T\mu(t)$$

$-\beta$，委托人与代理人的总确定性等价为：$B(t) - \alpha^T\mu(t) - \beta +$

$CE = B(t) - C(t) - \dfrac{1}{2}r\alpha^T\sum\alpha$。其最优化问题为：

$$\underset{(t_i,\alpha)}{\text{Max}}\left[B(t) - C(t) - \frac{1}{2}r\alpha^T\sum\alpha\right]$$

$$s.t.\begin{cases}(IR)\,\alpha^T\mu(t) + \beta - C(t) \geqslant \overline{u}\\(IC)\,t_i \in agrmax[\alpha^T\mu(t) + \beta - C(t)]\end{cases} \tag{5}$$

设 $\mu(t) = t$，即代理人的产出等于其付出的努力，可得 IC 约

束即为 $\alpha_i = \dfrac{\partial C(t)}{\partial t} = C_i(t)$，对于第 i 维的努力。对前式再求微

分，并用 C_{ij} 来表示偏导数，$\dfrac{\partial\alpha_i}{\partial t} = [C_{ij}]$，$\dfrac{\partial t}{\partial\alpha_i} = [C_{ij}]^{-1}$。此时的

意义即是边际报酬率 α 影响努力水平的大小。

由此可得最优化问题的解为：

$$\alpha_i = \frac{B'}{1 + r[C_{ij}]\sum} \tag{6}$$

其中 $B' = (B_1,\cdots,B_n)$ 为 B 的一阶导。

我们首先分析误差项为随机独立且各项活动也相互独立的情

况。此时 $\sum$ 为对角矩阵，且所有成本函数的交叉偏导数都为

0，由此可得简化后公式 $\alpha_i = \dfrac{B'}{1 + rC_{ii}\sigma_i^2}$。此时 α_i 与风险规避系数

r、测量误差项 σ_i^2、成本函数的一阶偏导数 C_{ii} 负相关。

更具体地来看，我们设定代理人可以选择的两项活动的努力

程度为 (t_1,t_2)，其中仅有第一项活动可以被准确观测，第二项

活动无法被准确观测，$\sigma_1^2 = 0$，$\sigma_2^2 = \infty$。活动 1 的产出函数为 $x = t_1 + \varepsilon$。因而最优化条件变为：

$$\alpha_1 = \frac{B_1 - B_2 C_{12}/C_{22}}{1 + r\sigma_1^2 (C_{11} - C_{12}^2/C_{22})} \tag{7}$$

我们分析（7）式中的 C_{12}，其意义为两项活动之间的关系，当 $C_{12} < 0$ 时，两项活动的努力为互补关系，C_{12} 越小，α_1 的最优值越大，互补关系增强了最优激励强度。当 $C_{12} > 0$ 时，两项活动的努力为替代关系，C_{12} 越大，α_1 的最优值越大，替代关系减弱了最优激励强度。一般地，当两项活动之间的努力投入存在替代性时，对给定努力 t_i 进行激励的方式可以是激励该活动或减少对其他活动的激励。

Holmstorm 和 Milgrom（1991）模型的一般性结论是当代理人从事多项任务时，激励契约会引导代理人的努力在不同任务之间分配，对一项可以准确计量的工作进行激励将导致其他的无法准确计量的工作的激励弱化。这在任务之间为替代性关系时表现得更为明显，为保证多项任务均能执行或完成，导致委托人只能采取低能激励措施，如固定工资。

如果委托人对某一任务希望提供高的激励强度，Holmstorm 和 Milgrom（1991）提出了三种办法。变化企业的所有权关系；通过规章制度明令禁止代理人的某些行为，例如政府机关和大型公司内部对员工的管理，严格考勤等制度；以及进行工作设计，即对各项任务重新进行组合和分配。他们指出最高效率的工作设计方式是，对多项任务进行分类，如把难以测评的任务为第一类，而把容易测评的任务为第二类，此时制定一个代理人完成第一类任务，但对考核指标赋予较低的权重；制定另一个代理人完成第二类任务，但对考核指标赋予较高的权重。Itoh（1991）、Anderson 和 Schmittlein（1984）、Bai 和 Tao（2000）及 Slade（1996）在实证上验证了这一观点。

5.1.3　多委托人共同代理模型

Berheim 和 Whinston（1985）首先研究了共同代理问题，他们观察到批发市场中大量的竞争性的生产商把产品交由同一个批发商进行销售。Berheim 和 Whinston（1986）将共同代理定义为，一个代理人的经济活动影响到多个委托人，这些委托人的行为可能相互受到影响，包括合作、竞争及冲突等。

设定有 J 个风险中性的委托人和一个代理人，代理人的不可观测的行为决定了他从委托人那里得到的不同概率分布的货币汇报，或者是选择是否参与的概率。对于 N 种可能性的结果，这些结果的可能概率分布为集合 $\prod$，其代表性元素为 $\pi = (\pi_1, \cdots, \pi_N)$，一般地，我们设定代理人直接从中选择 $\prod$。

委托人 j 的 N 种可能货币收益向量为 $q^j = (q_1^j, \cdots, q_N^j)$。当概率分布 π 确定后，委托人 j 的期望收益为 $\pi \cdot q^j$，$\pi \cdot q^j$ 为向量内积。同样定义 J 个委托人的加总收益为 $q = \sum_{j=1}^{J} q^j$，委托人 j 的保留收益为 Q^j，同样定义总的保留收益为 $Q = \sum_{j=1}^{J} Q^j$。

每一个委托人都有动力去影响代理人的分布选择，设定代理人的行为不可观测且结果可以被所有的委托人观测到，委托人 j 提供给代理人的补偿向量为 $y^j = (y_1^j, \cdots, y_N^j) \in R^N$，当然代理人不付出努力（或不参与委托人的合同）时为 0，而代理人只关心所有委托人提供的加总的激励强度 $y = \sum_{j=1}^{J} y^j$。由此定义一个集合 $C \subseteq \prod \times R^N$，且 $(\pi, y) \in C$ 当且仅当代理人选择概率分布 π 及加总的激励收益 y。在标准的单委托人单代理人模型中，集合 C 有激励相容和个体理性两个约束定义，但在共同代理模型中这些约束需要改变。$(\pi, y) \in C$ 当且仅当存在实值可微函数 $v(\cdot)$ 和 g $(\cdot)$，满足 $V(y) + g(\pi) \geq 0$，$\pi \cdot V(y) + g(\pi) \geq \hat{\pi} \cdot V(y) + g(\hat{\pi})$。此处 $\hat{\pi} \in \prod$，$V(y) = [v(y_1), \cdots, v(y_N)]$，$v(\cdot)$ 严格递增。

在这种情况下，集合 C 中的代理人选择行为集比传统的委托代理模型中更为丰富。我们假设无论任何其他委托人支付如何，任何一个委托人都有能力让代理人打破参与约束，如他可以提供足够大的负激励。由此得到共同代理下的均衡为：

$(\pi_0, \{y_0^j\}_{j=1}^J)$ 是共同代理的均衡，仅且仅当满足以下条件：

$$(\pi_0, y_0^i) \in \arg\max_{\pi, y^i} \pi \cdot (q^i - y^i) \, s.t. \, (\pi, y^i + \sum_{j \neq i} y_0^j) \in C \qquad (8)$$

$$\pi_0 \cdot (q^i - y_0^i) \geq Q^i$$

第一个条件保证这个委托人的可选择行为是最优的，第二个条件每一个委托人都保证参与此共同代理契约。

更清楚地，第一个条件可以被表述为：

$(\pi_0, y_0^i) \in \arg\max_{\pi, y^i} \pi \cdot (q^i + \sum_{j \neq i} y_0^j - y) \, s.t. \, (\pi, y) \in C$，其意义是一个委托人可能的支出结构特征，他的支出与其他委托人无关，且由加总收益决定。得到共同代理的均衡结果 $(\pi_0, \{y_0^j\}_{j=1}^J)$。更重要的，我们需要在均衡中考虑不同委托人之间采取是否合作等方式进行委托代理。

5.2　多委托人多任务框架下的公立医院激励均衡分析

Dixit（1996）在综合了共同代理模型和多任务模型后，提出了多任务共同代理模型。Bernheim 和 Whinston（1986）是在观察到产品销售市场中，多个厂家通过同一个销售商销售同类（但可能有差异）的产品，而提出的共同代理模型，而 Milgrom 和 Roberts（1991）是在观察到教师在教学和科学研究中，由于激励方式的差异导致两种任务的努力程度差异。因此，我们认为，虽然共同代理中的不同委托人的任务也可被视作是多个任务，但产品的同质性仍然存在，即各类产品之间的可观察性差不多，产出与代理人努力的随机扰动项的方差相同。而在多任务中，任务之间差异很大，各类产品之间的可观察性有差别，产出与代理人努力的随机扰动项的方差差异较大。

在政事合一、管办合一、医药不分、营利性与非营利性不分的监管体制下，我国公立医院的政府监管体制的一个重要特征是存在多个政府监管机构。作为多个政府管理机构任务的承担者与代理人，公立医院面临着多个委托人（规制者）的不同激励与管制制度的约束，对于单一的公立医院代理人主体，每个委托人（规制者）只负责整个公立医院监管的部分规制职能，他们都有自己不同的规制目标。如卫生部主要负责行业日常运行管理监管；发改委主要负责公立医院的医疗服务价格、基建和大型设备投资监管；公立医院的日常经费与补偿由财政部监督；人事和干部管理主要由劳动和社会保障部负责；药品质量监管主要由食品药品监督局负责；民政部负责贫困人口公共救助；医疗保险机构决定医院的收入。Martimort（1996）指出，政府内部组织的一个显著特点就是多委托人代理关系的存在，也就是多规制者的存在。因此，当前我国的公立医院监管体系形成了典型的共同代理监管模式。

此外，不同的公立医院监管机构有着不同的监管目标：一方面，公立医院受到经济指标的考核，如医院总收入、固定资产总值、病床数、人均年业务收入等以经济利益为目标的经济性目标监管；另一方面，公立医院作为承担完成医疗改革公益性目标的主体，受到以发展人民身心健康为长期目标的公益性目标的监管（李玲；2008，2010），如患者满意度、预约就诊率、人次均费用控制率、治愈率等。但很明显经济性指标和公益性指标存在不一致甚至冲突的地方。从经济性目标监管者角度来看，为实现公益目标争夺了实现经济性目标的资源；从公益性目标监管者角度看，某些短期的经济型目标与长期的公益性目标存在冲突；而从公立医院作为代理人的角度看，公益性目标短期内不能带给公立医院直接利益，导致公立医院无动力完成公益性目标。由此形成了在不同类型的委托人间、单个委托人与共同的代理人之间的共同代理模式下的监管难题。因此，如何协调具有不同目标的监管者以及公立医院的利益，实现社会总福利的最大化，是监管政策制定机构需要解决的重大难题。

我们将首先考虑在完全信息下，多委托人多任务框架下，公立医院的最优激励均衡，然后考虑在不完全信息的条件下，此时可能存在委托人之间的信息不对称与委托人与代理人之间的信息不对称，如果委托人合作，存在次优均衡；最后考虑，信息不对称且委托人不合作，第三优均衡的解的性质。

5.2.1　完全信息条件下，最优均衡的求解

对于公立医院的激励与监管，存在着超过两个监管者，根据我们对公立医院目标的分析，公立医院主要实现经济性和公益性目标，根据利益集团理论，将具有类似利益取向的监管者作为同一类委托人。因此我们设定存在两类委托人（或监管者），一类监管者主要监管经济性目标，一类监管者主要监管公益性目标，公立医院作为唯一的一个代理人，需要同时为实现公益性与经济性目标而努力。设 A 是经济性目标的监管者，B 是公益性目标的

监管者，设定公立医院在两类目标上的努力向量为 $t' = (t^e, t^p)$，其中，t^e 为公立医院在经济性目标上的努力程度，t^p 为公立医院在公益性目标上的努力程度。付出努力的产出为 $x = t + \varepsilon$，即 $\begin{pmatrix} x^e \\ x^p \end{pmatrix} = \begin{pmatrix} t^e \\ t^p \end{pmatrix} + \begin{pmatrix} \varepsilon^e \\ \varepsilon^p \end{pmatrix}$，$\varepsilon \sim (0, \Omega)$，随即向量 ε 服从正态分布，均值为 2 维零向量，方差为 2 阶正定协方差矩阵 Ω。

对于两类监管者 A 和 B，b_i^j 是监管者 i 在产出 j 上的单位收益，监管者 A 的收益为 $(b_A^e, b_A^p) \begin{pmatrix} x^e \\ x^p \end{pmatrix} = b_A' x$，监管者 B 的收益为 $(b_B^e, b_B^p) \begin{pmatrix} x^e \\ x^p \end{pmatrix} = b_B' x$，所有监管者的加总收益为 $b' x$。公立医院付出的总努力为 $c(t) = \frac{1}{2} t' C t$，$c'(t) > 0, c''(t) > 0$，$C = \begin{pmatrix} c_{ee}, c_{ep} \\ c_{pe}, c_{pp} \end{pmatrix}$，$\frac{1}{2} t' C t = \frac{1}{2} (t^e)^2 c_{ee} + t^e t^p c_{ep} + \frac{1}{2} (t^p)^2 c_{pp}$，$c_{ee}$ 和 c_{pp} 是实现两类目标的单位成本，$c_{ep} = \frac{\partial^2 c(t)}{\partial c_e \partial c_p}$ 和 $c_{pe} = \frac{\partial^2 c(t)}{\partial c_p \partial c_e}$ 是在两类目标间投入努力的边际成本。矩阵 C 正定且 $c_{ep} = c_{pe}$，如果 $c_{ep} > 0$，则说明两个目标之间的关系是替代性的，同时实现两类目标所需的总努力成本大于单独实施两类目标的总努力成本之和；如果 $c_{ep} < 0$，则说明两个目标之间的关系是互补性的，同时实现两类目标所需的总努力成本小于单独实施两类目标的总努力成本之和；如果 $c_{ep} = 0$，则说明两个目标之间的关系是独立的，同时实现两类目标所需的总努力成本等于单独实施两类目标的总努力成本之和。C 是正定的，因为 C 是二阶矩阵，C 的逆矩阵 C^{-1} 上的非对角元素是负值，当然这对于阶数大于 2 的矩阵并不成立。

公立医院的收益为 $w = p - \frac{1}{2}t'Ct$，其效用函数满足绝对风险规避系数不变特征，$u(w) = -\exp(-rw) = -\exp(-r(p - \frac{1}{2}t'Ct))$。$r$ 是绝对风险规避系数。监管者的收益总和为其收益减去对公立医院的补偿，$E[b'x - p] = E[b'(x + \varepsilon) - p] = b'x - p$，社会总福利为 $(b't - p) + (p - \frac{1}{2}t'Ct) = b't - \frac{1}{2}t'Ct$，此时监管人对公立医院的转移支付 p 被内化了，他只是在委托人与代理人之间进行了收入转移，最大化社会福利的一阶条件为 $b - Ct = 0$。

因此得出在完全信息条件下，代理人公立医院的行为可被监管者观测时，最优努力程度为 $t = C^{-1}b$，设定 $C^{-1} = \begin{pmatrix} k_{ee}, k_{ep} \\ k_{pe}, k_{pp} \end{pmatrix}$，$\begin{pmatrix} t^e \\ t^p \end{pmatrix} = \begin{pmatrix} k_{ee}, k_{ep} \\ k_{pe}, k_{pp} \end{pmatrix} \begin{pmatrix} b^e \\ b^p \end{pmatrix}$，得 $t^e = k_{ee}b^e + k_{ep}b^p$，$t^p = k_{pp}b^p + k_{pe}b^e$。

根据对矩阵 C 正定的假设，可知 k_{ee} 与 k_{pp} 为正，根据对经济性目标与公益性目标的关系分析，经济性目标与公益性目标之间是替代关系，k_{ep} 与 k_{pe} 为负。因此，增加对经济性目标的激励强度 b^e 导致对经济性目标的努力增加，且对公益性目标的努力减少；增加对公益性目标的激励强度 b^p 导致对公益性目标的努力增加，且对经济性目标的努力减少。

在完全信息下，公立医院追求经济性目标与公益性目标的行为可以被监管者观测，因此，此时可以实现社会福利最大化的最优均衡结果，通过合理的在两类目标上进行努力分配，可以实现既定的监管者目标。但现实中的情形是代理人——公立医院拥有更多的信息，而监管者缺乏信息，如公立医院的行为不可观测，或观测的成本太大。由此我们需要考虑在不完全信息条件下，多委托人多任务情形时的均衡结果。

5.2.2 不完全信息条件下，委托人合作，次优均衡的求解

在不完全信息条件下，代理人——公立医院的投入是不可观测的，此时委托人（监管机构）与代理人（公立医院）之间存在着信息不对称，委托人不能观测到代理人的行动，吴静妍（2010）认为，在多委托人共同代理模型中，存在两种信息不对称情形，一类为信息不对称仅存在于委托人与代理人之间，而委托人间的信息是对称的；另一类则为信息不对称的范围更为广泛，委托人与代理人之间、不同委托人之间均存在信息不对称。我们首先分析第一种情况，监管者对公立医院的激励必须建立在可观测到的产出 x 的基础上，根据 Milgrom 和 Roberts（1987，1988，1989，1991），我们使用产出的线性报酬机制。

在委托人合作的条件下，联合委托人给公立医院的报酬为 $a'x$ $+\beta = (\alpha^p, \alpha^e)\begin{pmatrix} x^p \\ x^e \end{pmatrix} + \beta$，公立医院的期望效用 $-\exp(-r(a'x+\beta-\frac{1}{2}t'Ct)) = -\exp(-r(a't+\beta-\frac{1}{2}ra'\Omega a-\frac{1}{2}t'Ct))$，其确定性等价为 $z = a't+\beta-\frac{1}{2}ra'\Omega a-\frac{1}{2}t'Ct$，其一阶条件为 $t = C^{-1}a$，设 C 逆矩阵为 K，$C^{-1} = K$，$\begin{pmatrix} t^e \\ t^p \end{pmatrix} = \begin{pmatrix} k_{ee}, k_{ep} \\ k_{pe}, k_{pp} \end{pmatrix}\begin{pmatrix} a^e \\ a^p \end{pmatrix}$，得 $t^e = k_{ee}a^e + k_{ep}a^p$，$t^p = k_{pp}a^p + k_{pe}a^e$。

a^p 与 a^e 是公益性目标的委托人与经济性目标的委托人给公立医院的边际报酬，因为公益性目标与经济性目标之间的替代关系，k_{ee} 和 k_{pp} 为正，k_{ep} 和 k_{pe} 为负，因此，a^e 的增加会使公立医院实现经济性目标的努力增加，a^p 的增加会使公立医院实现经济

性目标的努力减少；a^p 的增加会使公立医院实现公益性目标的努力增加，a^e 的增加会使公立医院实现公益性目标的努力减少。

将一阶条件带入公立医院的确定性等价，$z = \dfrac{1}{2}a'Ka - \dfrac{1}{2}ra'\Omega a + \beta$。联合委托人的净收益为其总收益减去对公立医院的支付，$E[b'x - a'x - \beta] = (b-a)'E[x] - \beta = (b-a)'t - \beta$。总社会福利为监管者与公立医院的收益之和，为 $\left(a't + \beta - \dfrac{1}{2}ra'Ua - \dfrac{1}{2}t'Ct\right) + \left((b-a)'t - \beta\right) = b'C^{-1}a - \dfrac{1}{2}a'(rU + C^{-1})a$，为实现总社会福利最大化，其一阶条件为：

$b = (I + rC\Omega)a$，展开可得：

$b^e = \alpha^e + r(c_{ee}\omega_{ee}\alpha^e + c_{ep}\omega_{pp}\alpha^p)$

$$b^p = \alpha^p + r(c_{pe}\omega_{ee}\alpha^e + c_{pp}\omega_{pp}\alpha^p) \qquad (9)$$

其中，c_{ee} 等为正定矩阵 C 中的元素，ω_{pp} 等为正定矩阵 Ω 中的元素，因此 $c_{ij} > 0$，$\omega_{ij} > 0$。可得在不完全信息条件下，$b^e > \alpha^e$，$b^p > \alpha^p$。将此结果与完全信息时的最优结果进行比较，当且仅当 $r = 0$ 时，$b = \alpha$，当 $r > 0$ 时，$b > \alpha$。因此，如果只以可观测内容为基础，以此建立的激励机制将带来恶性循环，即此时给代理人带来的收益小于投入值，因此下一次的投入又将减少，而收益就将更小。这种次优的结果实际上是道德风险导致的效率与风险的替代。

我们在此基础上分析不同任务的可观测性对激励强度的影响，不同产出与努力的关系为 $x^e = t^e + \varepsilon^e$，$x^p = t^p + \varepsilon^p$，$\omega$ 是 ε 服从的正态分布的方差，ω 越大，结果越难被观测到，$\omega = 0$ 时，结果可以被直接准确观测。设定经济性目标可以被直接观测，则 $\omega_{ee} = 0$。因此，次优的均衡结果为：

$$b^e = \alpha^e + rc_{ep}\omega_{pp}\alpha^p$$

$$b^p = \alpha^p + rc_{pp}\omega_{pp}\alpha^p \tag{10}$$

即得最优努力程度与次优努力程度之间的差异为：

$$b^e - \alpha^e = rc_{ep}\omega_{ee}\alpha^p$$

$$b^p - \alpha^p = rc_{pp}\omega_{pp}\alpha^p \tag{11}$$

因此，在经济性目标与公益性目标的努力程度上，最优努力程度与次优努力程度的差异取决于 c_{ep} 与 c_{pp}。如果经济性目标对公益性目标的单位替代成本大于公益性目标实现的边际成本，则经济性目标的努力程度下降得更快；如果经济性目标对公益性目标的单位替代成本小于公益性目标实现的边际成本，则公益性目标的努力程度下降得更快。

在现有制度的约束下，由于对经济性目标的激励大于公益性目标，公立医院经济性目标对公益性目标的单位替代成本远远小于公益性目标实现的边际成本，因此，公益性目标的努力程度下降得更快，看病难问题产生。与公益性努力程度更快下降相比，而经济性目标的努力程度的相对增强，则使得看病贵问题产生。

5.2.3 不完全信息条件下，委托人不合作，第三优均衡的求解

公立医院的监管中，由于目标之间的冲突、沟通协调机制的成本等原因，不同的监管者之间难以形成有效的联合，我们分析不完全信息时委托人不合作的情形。吴静妍（2010）认为，不同委托人之间的信息不对称带来了对最优值更大的偏离。不同委托人可以各自与代理人签订合同，实现自身收益最大化。当委托人之间不合作，每一种类型的委托人将独立构建一套激励框架，此时公立医院面对多个激励框架的叠加，即一系列激励。

与次优情况类似，仍然假定努力程度不可观测，每一个激励机制必须基于可观测产出为基础，仍然采用线性的激励方式，经

济性目标的监管者对于经济性产出和公益性产出的激励强度为$(\alpha_E^e)'x^e$和$(\alpha_E^p)'x^p$，公益性目标的监管者对于经济性产出和公益性产出的激励强度为$(\alpha_P^e)'x^e$和$(\alpha_P^p)'x^p$。这两类监管者的总激励强度各自为$(a_E)'x+\beta_E$和$(a_P)'x+\beta_P$，$(a_E)'=(a_E^e,a_E^p)$，$(a_P)'=(a_P^e,a_P^p)$，$x=(x^e,x^p)$。公立医院面对的总激励强度仍然是$a'x+\beta$，$a=a^e+a^p$，$\beta=\beta^e+\beta^p$。

对代理人——公立医院来说，最优的总激励强度仍然是$t=C^{-1}\alpha$，其确定性等价仍然是$z=\frac{1}{2}a'Ka-\frac{1}{2}ra'\Omega a+\beta$，将其展开得：

$$\frac{1}{2}\left[(\alpha_E^e,\alpha_E^p)+(\alpha_P^e,\alpha_P^p)\right]\left[\begin{pmatrix} k_{ee},k_{ep} \\ k_{pe},k_{pp} \end{pmatrix}-r\begin{pmatrix} \omega_{ee},\omega_{ep} \\ \omega_{pe},\omega_{pp} \end{pmatrix}\right]\left[\begin{pmatrix} \alpha_E^e \\ \alpha_E^p \end{pmatrix}+\right.$$

$$\left.\begin{pmatrix} \alpha_P^e \\ \alpha_P^p \end{pmatrix}\right]+\beta_e+\beta_p \tag{12}$$

为分析每一个委托人的最优策略，仿照 Dixit（1996）的思路，我们分析每增加一个委托人，带给公立医院的确定性等价收益的增加，以及增加的委托人的收益增加，在此基础上计算总的社会福利的增加，并由此计算对此委托人来说，总社会福利最大化时的最优策略，按照此思路得到每一个委托人的最优均衡策略。

165

首先考虑只有经济性目标的监管者时，公立医院的最优策略是选择如下努力程度：

$$\begin{pmatrix} t_E^e \\ t_E^p \end{pmatrix}=\begin{pmatrix} k_{ee},k_{ep} \\ k_{pe},k_{pp} \end{pmatrix}\begin{pmatrix} \alpha_E^e \\ \alpha_E^p \end{pmatrix} \tag{13}$$

此时，公立医院的确定性等价为$z=\frac{1}{2}a_E'Ka_E-\frac{1}{2}ra_E'\Omega a_E+$

β_E，展开得：

$$\frac{1}{2} (\alpha_E^e, \alpha_E^p) \left[\begin{pmatrix} k_{ee}, k_{ep} \\ k_{pe}, k_{pp} \end{pmatrix} - r \begin{pmatrix} \omega_{ee}, \omega_{ep} \\ \omega_{pe}, \omega_{pp} \end{pmatrix} \right] \begin{pmatrix} \alpha_E^e \\ \alpha_E^p \end{pmatrix} + \beta_E \qquad (14)$$

将两类监管者的激励强度存在时得到的公立医院确定性等价收益减去仅存在经济性目标监管者时的公立医院确定性等价收益，我们得到仅存在公益性目标监管者时的公立医院确定性等价收益。

$$(\alpha_E^e, \ \alpha_E^p) \ \left[\begin{pmatrix} k_{ee}, k_{ep} \\ k_{pe}, k_{pp} \end{pmatrix} - r \begin{pmatrix} \omega_{ee}, \omega_{ep} \\ \omega_{pe}, \omega_{pp} \end{pmatrix} \right] \begin{pmatrix} \alpha_P^e \\ \alpha_P^p \end{pmatrix} + \ \frac{1}{2} \ (\alpha_P^e, \ \alpha_P^p)$$

$$\left[\begin{pmatrix} k_{ee}, k_{ep} \\ k_{pe}, k_{pp} \end{pmatrix} - r \begin{pmatrix} \omega_{ee}, \omega_{ep} \\ \omega_{pe}, \omega_{pp} \end{pmatrix} \right] \begin{pmatrix} \alpha_P^e \\ \alpha_P^p \end{pmatrix} + \beta_P$$

当公益性目标的监管者加入到此委托代理关系中时，他的净收益为他的收益减去支付给代理人的报酬，为 $(b_P)'t - (\alpha_P)'t - \beta_P$，将 $t = C^{-1}\alpha$ 带入，并展开得：

$$\left[(b_P^e, b_P^p) - (a_P^e, a_P^p) \right] \begin{pmatrix} k_{ee}, k_{ep} \\ k_{pe}, k_{pp} \end{pmatrix} \left[\begin{pmatrix} \alpha_E^e \\ \alpha_E^p \end{pmatrix} + \begin{pmatrix} \alpha_P^e \\ \alpha_P^p \end{pmatrix} \right] - \beta_P \qquad (15)$$

如果公益性目标的监管者不参与到此委托代理关系中来，那么他就不需要提供相应的激励框架，同时他的收益也仅仅来自于经济性目标监管者对代理人激励时所产生的公益性收益，即 $(b_P)'t = (b_P)'K\alpha$，展开可得：

$$(b_P^e, b_P^p) \begin{pmatrix} k_{ee}, k_{ep} \\ k_{pe}, k_{pp} \end{pmatrix} \begin{pmatrix} \alpha_E^e \\ \alpha_E^p \end{pmatrix} \qquad (16)$$

由此，得出公益性目标的监管者参与和不参与时的收益差异：

$$(b_P^e, b_P^p)\begin{pmatrix} k_{ee}, k_{ep} \\ k_{pe}, k_{pp} \end{pmatrix}\begin{pmatrix} \alpha_E^e \\ \alpha_E^p \end{pmatrix} - (\alpha_P^e, \alpha_P^p)\begin{pmatrix} k_{ee}, k_{ep} \\ k_{pe}, k_{pp} \end{pmatrix}\begin{pmatrix} \alpha_E^e \\ \alpha_E^p \end{pmatrix} - (\alpha_E^e, \alpha_E^p)$$

$$\begin{pmatrix} k_{ee}, k_{ep} \\ k_{pe}, k_{pp} \end{pmatrix}\begin{pmatrix} \alpha_E^e \\ \alpha_E^p \end{pmatrix} - \beta_P \tag{17}$$

那么，因为公益性目标参与则加入到此委托代理关系中，带来的社会总福利增加为公益性目标监管者参与时带来的自身收益增加与公立医院收益增加之和。

$$(b_P^e, b_P^p)\begin{pmatrix} k_{ee}, k_{ep} \\ k_{pe}, k_{pp} \end{pmatrix}\begin{pmatrix} \alpha_E^e \\ \alpha_E^p \end{pmatrix} - r(\alpha_E^e, \alpha_E^p)\begin{pmatrix} \omega_{ee}, \omega_{ep} \\ \omega_{pe}, \omega_{pp} \end{pmatrix}\begin{pmatrix} \alpha_P^e \\ \alpha_P^p \end{pmatrix} - \frac{1}{2}(\alpha_P^e,$$

$$\alpha_P^p)\left[\begin{pmatrix} k_{ee}, k_{ep} \\ k_{pe}, k_{pp} \end{pmatrix} - r\begin{pmatrix} \omega_{ee}, \omega_{ep} \\ \omega_{pe}, \omega_{pp} \end{pmatrix}\right]\begin{pmatrix} \alpha_P^e \\ \alpha_P^p \end{pmatrix}$$

公益性目标的监管者将会最大化此总收益，对该式求一阶导，由此可得公益性目标的监管者将会选择的激励强度 α_P^e 和 α_P^e 为：

$$b_P^e k_{ee} + b_P^e k_{pe} - r\alpha_E^e \omega_{ee} - \alpha_P^e(k_{ee} - r\omega_{ee}) - \alpha_P^p k_{ep} = 0$$

$$b_P^e k_{ep} + b_P^e k_{pp} - r\alpha_E^e \omega_{pp} - \alpha_P^e(k_{pp} - r\omega_{pp}) - \alpha_P^e k_{pe} = 0 \tag{18}$$

为简化，设定 $K_1 = \begin{pmatrix} k_{ee} \\ k_{pe} \end{pmatrix}$，$K_2 = \begin{pmatrix} k_{ep} \\ k_{pp} \end{pmatrix}$

$$\alpha^e = \alpha_E^e + \alpha_P^e, \quad \alpha^p = \alpha_E^p + \alpha_P^p, \quad \alpha = \alpha_E + \alpha_P$$

$$b^e = b_E^e + b_P^e, \quad b^p = b_E^p + b_P^p, \quad b = b_E + b_P$$

$$\alpha_E = \begin{pmatrix} \alpha_E^e \\ \alpha_E^p \end{pmatrix}, \quad \alpha_P = \begin{pmatrix} \alpha_P^e \\ \alpha_P^p \end{pmatrix}, \quad \alpha = \begin{pmatrix} \alpha_E \\ \alpha_P \end{pmatrix}$$

$$b_E = \begin{pmatrix} b_E^e \\ b_E^p \end{pmatrix}, \quad b_P = \begin{pmatrix} b_P^e \\ b_P^p \end{pmatrix}, \quad b = \begin{pmatrix} b_E \\ b_P \end{pmatrix}$$

最优化条件可表述为：

$$(b_P)'K_1 - (\alpha_P)'K_1 - r\alpha^e\omega_{ee} = 0$$

$$(b_P)'K_2 - (\alpha_P)'K_2 - r\alpha^p\omega_{pp} = 0 \tag{19}$$

联合上述两式，得到公益性目标监管者的激励均衡为：

$$b_P = (I + r\Omega C)\alpha_P + r\Omega C\alpha_E \tag{20}$$

按照以上步骤，我们同理得到经济性目标监管者的激励均衡为：

$$b_E = (I + r\Omega C)\alpha_E + r\Omega C\alpha_P \tag{21}$$

将上述两式写作为矩阵形式，即为：

$$b = b_E + b_P = (I + r\Omega C)\alpha + r\Omega C\alpha = (I + 2r\Omega C)\alpha \tag{22}$$

$$\alpha = \frac{b}{I + 2r\Omega C} \tag{23}$$

更一般的，Dixit（1996）指出，如果存在 n 个委托人，上式为 $\alpha = \dfrac{1}{I + nr\Omega C}$，与不完全信息时的委托人合作时的激励均衡条件 $b = (I + r\Omega C)\alpha$ 相比，随着委托人数量 n 的增大，激励强度逐渐减小，当 $n\to\infty$ 时，$\alpha\to0$，为完全的低能激励，只能采取如固定工资等方式进行激励。此时由于委托人不合作的限制，只能实现第三优的均衡。对于 n 个委托人共同拥有一个代理人，关于代理人的激励问题被放大了 n 倍，委托人之间的激励问题产生负外部性，某一类委托人通过支付收益给代理人损害到了其他委托人从产出中本应获得到的那份收益，代理人会对不同类型的委托人实施不同的努力程度，如对没有付出较高激励的委托人减少努力程度，而这种减少努力所产生的风险被其他委托人所承担，因此，纳什均衡中存在的这种负外部性使得激励机制被严重削弱了，由此导致多委托人不合作的情形下解决激励问题的难度大大增加。

联合上述 b_E 和 b_P 两式，可求得不同类型监管者的激励强度。经济性目标监管者的激励强度 (α_E^e, α_E^p) 为：

$$\alpha_E^e = \frac{b_E^e}{1 + r\omega_{ee}c_{ee}} - \frac{r\omega_{ee}}{1 + r\omega_{ee}c_{ee}}(c_{ep}\alpha_E^p + c_{ee}\alpha_P^e + c_{ep}\alpha_P^p)$$

$$\alpha_E^p = \frac{b_E^p}{1 + r\omega_{pp}c_{pp}} - \frac{r\omega_{pp}}{1 + r\omega_{pp}c_{pp}}(c_{pe}\alpha_E^e + c_{pe}\alpha_P^e + c_{pp}\alpha_P^p) \qquad (24)$$

同理，公益性目标监管者的激励强度 (α_P^e, α_P^p) 为：

$$\alpha_P^e = \frac{b_P^e}{1 + r\omega_{ee}c_{ee}} - \frac{r\omega_{ee}}{1 + r\omega_{ee}c_{ee}}(c_{ep}\alpha_P^p + c_{pp}\alpha_E^e + c_{ep}\alpha_E^p)$$

$$\alpha_P^p = \frac{b_P^p}{1 + r\omega_{pp}c_{pp}} - \frac{r\omega_{pp}}{1 + r\omega_{pp}c_{pp}}(c_{pe}\alpha_P^e + c_{pp}\alpha_E^e + c_{pe}\alpha_E^p) \qquad (25)$$

由（23）、（24）式，我们可以进一步求解出两类监管者的激励强度组合 $(\alpha_E^e, \alpha_E^p, \alpha_P^e, \alpha_P^p)$。$(\alpha_E^e, \alpha_E^p, \alpha_P^e, \alpha_P^p)$ 受到成本矩阵 C、方差 Ω、最有激励强度 b 及风险规避系数 r 的影响，以下我们对两类监管者的激励强度特征进行分析。

（1）风险规避系数

首先，考虑当代理人为风险中性时，即风险规避系数 $r = 0$。此时（23）、（24）式演变为：

$$\alpha_E^e = b_E^e, \quad \alpha_E^p = b_E^p, \quad \alpha_P^e = b_P^e, \quad \alpha_P^p = b_P^p$$

此时，每一类委托人对代理人的每一类任务激励都是高能激励。即当代理人为风险中性时，即使在不完全信息和不合作的条件下，委托人仍然达到完全信息条件下的最优均衡，能够对其实施高能激励。这说明，代理人规避风险的扩大削弱了多委托人在共同代理中的激励机制。

（2）不同目标之间的可观测性

我们仍然假定经济性目标可被观测，而公益性目标具有测量误差，即 $\omega_{ee} = 0$，$\omega_{pp} \in \Re^+$。此时，$\alpha_E^e = b_E^e$，$\alpha_P^e = b_P^e$；但 α_E^p 和

169

α_P^p 的表达式不变。这就意味着对于可准确观测的经济性目标，两类监管者将会实施高能激励，而对于不可准确观测的公益性目标，两类监管者则只会实施低能激励。这也较好地解释了我国当前公立医院监管中注重经济性目标，而忽视公益性目标的现象。

（3）各监管者之间的相互影响

从以上四式我们可以看出，即使某类监管者对某一其他任务不感兴趣，他仍然对其他监管者的激励方式做出了反应。假设经济性目标的监管者不能从公益性目标的实现中获取收益，即

$b_E^p = 0$，此时 $\alpha_E^p = \dfrac{b_E^p}{1 + r\omega_{pp}c_{pp}} - \dfrac{r\omega_{pp}}{1 + r\omega_{pp}c_{pp}}(c_{pe}\alpha_E^e + c_{pe}\alpha_P^e + c_{pp}\alpha_P^p) =$

$-\dfrac{r\omega_{pp}}{1 + r\omega_{pp}c_{pp}}(c_{pe}\alpha_E^e + c_{pe}\alpha_P^e + c_{pp}\alpha_P^p)$，这意味着此时经济性目标的监管者仍然要对公益性目标的实现付出激励（当然这种激励可能为负），而不是不采取激励。

（4）比较静态分析

对于 $\alpha_E^e = \dfrac{b_E^e}{1 + r\omega_{ee}c_{ee}} - \dfrac{r\omega_{ee}}{1 + r\omega_{ee}c_{ee}}(c_{ep}\alpha_E^p + c_{ee}\alpha_P^e + c_{ep}\alpha_P^p)$ 式，我们进行比较静态分析，以分析在不同的任务关系条件下的激励强度之间的关系。

$\dfrac{\partial \alpha_E^e}{\partial b_E^e} = \dfrac{1}{1 + r\omega_{ee}c_{ee}} > 0$，这说明当最优的激励强度越大时，即使次优或第三优的强度会减少，α_E^e 仍然随着最优激励强度的增大而增大。

$\dfrac{\partial \alpha_E^e}{\partial \alpha_E^p} = -\dfrac{r\omega_{ee}c_{ep}}{1 + r\omega_{ee}c_{ee}}$，此时 $\dfrac{\partial \alpha_E^e}{\partial \alpha_E^p}$ 的符号取决于 c_{ep}，即两类目标的关系。如果两类目标是替代关系，则 $c_{ep} > 0$，此时 $\dfrac{\partial \alpha_E^e}{\partial \alpha_E^p} < 0$，即

同一个监管者在不同目标之间的激励强度负相关，如经济性目标的监管者增强经济性目标的激励强度时，会减弱对公益性目标的激励强度。如果两类目标是互补关系，则 $c_{ep} < 0$，此时 $\frac{\partial \alpha_E^e}{\partial \alpha_E^p} > 0$，即同一个监管者在不同目标之间的激励强度正相关，同一个监管者在加强一类目标的激励强度时，会同时加强对互补目标的激励强度。如果两类目标是独立的，则 $c_{ep} = 0$，此时 $\frac{\partial \alpha_E^e}{\partial \alpha_E^p} = 0$，即同一个监管者在不同目标之间的激励强度没有相互影响的关系，同一个监管者在不同目标之间的激励强度相互没有影响。

$\frac{\partial \alpha_E^e}{\partial \alpha_P^e} = -\frac{r\omega_{ee}c_{ee}}{1 + r\omega_{ee}c_{ee}} < 0$，这说明对于同一个监管目标，不同类型的监管者之间的激励强度负相关，即不同监管者在同一目标上存在"搭便车"行为，一般来说，经济性目标的监管者在经济性目标的激励上会实施较大的激励强度，由此带来公益性目标的监管者不会在此目标上实施较强的激励，而是通过实施弱激励付出较小成本而获得"搭便车"的收益。

$\frac{\partial \alpha_E^e}{\partial \alpha_P^p} = -\frac{r\omega_{ee}c_{ep}}{1 + r\omega_{ee}c_{ee}}$，此时 $\frac{\partial \alpha_E^e}{\partial \alpha_P^p}$ 的符号取决于 c_{ep}，即两类目标的关系。如果两类目标是替代关系，则 $c_{ep} > 0$，此时 $\frac{\partial \alpha_E^e}{\partial \alpha_P^p} < 0$，即不同监管者在不同目标之间的激励强度负相关，如经济性目标的监管者增强经济性目标的激励强度时，会减弱公益性监管者对公益性目标的激励强度。如果两类目标是互补关系，则 $c_{ep} < 0$，此时 $\frac{\partial \alpha_E^e}{\partial \alpha_P^p} > 0$，即不同监管者在不同目标之间的激励强度正相关，一类监管者在加强一类目标的激励强度时，会促使另一类监管者同时加强对互补目标的激励强度。如果两类目标是独立的，则 $c_{ep} = 0$，此时 $\dfrac{\partial \alpha_E^e}{\partial \alpha_E^p} = 0$，即不同监管者在不同目标之间的激励强度没有相互影响的关系，不同监管者在不同目标之间的激励强度相互没有影响。

通过对比三种不同条件下的均衡结果，我们可以看出，在完全信息下，可以实现多委托人多任务的最优激励，当信息不完全时，委托人合作可以实现次优均衡，而委托人不合作则只能实现第三优均衡，这解释了国外公立医院为什么多采取低能激励的方式以维持经济性目标与公益性目标的平衡，但同时也导致了医院效率低下。而我国的公立医院采取了线性的高能激励方式，但由于公益性目标并不具有完全的可观测性，并不满足完全信息的条件，这导致了经济性目标与公益性目标的失衡。

5.3　不同监管模式下的公立医院经济性目标与公益性目标收益分析

上一节我们分析了公立医院不同类型的激励均衡，本节根据我国公立医院的监管制度安排，引入多委托人共同代理理论对其监管体系及监管者目标进行分析，在共同代理的分析框架下比较公立医院经济性目标与公益性目标下监管者们相互合作、不合作但同时行动、各自先后序贯行动等4类行为的收益及福利，得出不同行为模式对公立医院实现监管者各自目标及社会总福利的影响。并结合我国公立医院监管演变路径，分析我国公立医院监管中经济性监管与公益性监管失衡的原因，提出解决公立医院多委托人共同代理难题、平衡经济性监管与公益性监管的可行措施。

5.3.1　引言

公立医院体制改革是当前医疗卫生改革的重点，也是当前医疗改革的难点所在。2013 年的十八届三中全会的《中共中央关于全面深化改革若干重大问题的决定》中提出加快公立医院改革，落实政府责任，建立科学的医疗绩效评价机制等措施。推进公立医院改革成为新医改各项工作中最为复杂艰巨的任务。然而，公立医院改革又是整个医改的核心环节，从我国现有医疗体制来看，无论是医疗保障、基本药物、公共卫生还是基本医疗在很大程度上都要以医院，尤其是要以公立医院作为载体。

5.3.2　文献综述

共同代理与传统代理的区别在于委托人的数量。共同代理是指多个委托人雇佣同一个代理人的代理模式，并且这多个委托人的委托任务往往存在冲突，而通常的委托代理理论是指一个委托人与一个代理人的关系。由于多个委托人之间的目标存在冲突，使得不同委托人与代理人之间的委托代理关系相互影响。

Bernhein 和 Whinston（1986a，b）最先提出了共同代理问题并建模进行分析。多委托人共同代理模型的核心思路是在单委托人单代理人分析结论的基础上，进一步分析多个委托人之间的目标冲突，以及由此引发的每个委托人在各自对代理人提供激励契约时所受到的影响，并考虑同一代理人在面临多重激励契约时如何进行选择。

Bemheim 和 Whinston（1986b）的基本结论为，多委托人之间的合作所取得的福利大于不合作时的福利，在任何情况下委托人之间的合作都将最优，此时存在强纳什均衡，并导致有效率的结果。Dixit，Grossman 和 Helpman（1997）也证明，即使存在某些约束条件，多委托人之间的合作也会使代理人的行动带来有效产出。但是由于合作的谈判、协商成本以及由此带来的高额交易费用，委托人之间的合作并不一定能达成。Khalil，Martimort 和 Parigi（2004）研究发现，共同代理中监督的有效性与委托人之间的合作程度相关，并影响合约的选择。

另外，博弈的时序也会影响共同代理的结果。Schlozman & Tierney（1986）的调查显示，在政治决策中，国会的游说活动是序贯进行的，而非不同委托人同时行动。Martimort（1996）给出了一个简要的多委托人共同代理的 Stackelberg 模型。Bergemann & Valimaki（2002）则研究了对称信息条件下的动态共同代理问题，证明了动态条件下真实马尔可夫精炼均衡的存在性。Prat & Rustichini（1998）通过研究序贯的共同代理模型，与多委托人同时做出战略选择的共同代理模型相比，序贯博弈中的均衡更为稳定，序贯博弈中先行动的委托人有优势，其需要付出的支付更少，代理人在序贯博弈中的得益更小。Pavan 和 Calzolari（2009）得出了在序贯共同代理模型中，先行动的委托人通过代理人传递信息给后行动的委托人，从而从后行动的委托人那获取信息租金，并证明这种信息传递下的社会总福利比无信息沟通时要高。

邓伟等（2006）从共同代理理论的角度指出了政府的多重委托人性质，对比分析了分权和集权的利弊，提出要把握好政府规制机构的集权与分权的度。李淮涌等（2010）研究了公立医院经济运行的博弈特征和利益相关者的博弈行为，提出了促使公立医院经济活动达到相对均衡稳定的运行机制。

现有研究为研究共同代理现象提供了理论与实践基础，但现实制度安排的复杂性也使得很多重要问题仍有待于研究。首先，现有的理论研究对共同代理分别单独从静态或序贯博弈的角度进行了分析，各方收益及福利的比较对象大多是同等条件下的单委托人情形（Martimort，1992，1996a；Stole，1991），以及多委托人与单委托人的行为选择差异（Snyder和Weingast，2000；Whitford，2005），缺乏在共同代理统一框架下研究多委托人选择不同的博弈行为与时序时的收益及福利比较，从而缺乏对均在共同代理框架下的不同委托人行为的比较。而在实践应用上，尚未出现专门针对公立医院多委托人监管的分析，尤其是针对中国公立医院监管体制演进背景下的研究。

本节主要创新点和学术贡献在于：首先，根据国内公立医院改革的17个国家试点城市及37个省级试点城市选择的公立医院监管模式以及国外医院监管模式，提炼出本书拟分析的4种多委托共同代理行为模式；其次，在相关文献中首次建立了一个利用统一的共同代理框架，分析公立医院监管的不同行为模式的收益和福利差异的分析框架；最后，分析了公立医院监管不同行为模式下，多委托共同代理相对于普通委托代理所带来的新的激励相容约束，刻画了不同委托代理的外部性问题对资源配置的影响。本书的主要政策意义在于，为我国新医改中公立医院和监管制度改革提供了制度设计、分析和评估的分析框架。

5.3.3 模型假设与基本分析

我国当前的公立医院监管体系是一个多层监管体系，卫生部、财政部等多个部委对公立医院进行考核监督，公立医院在此基础上将考核任务最终细化到各个科室及医生头上。因此，在公立医院的监管体系中，多个部委的监管者是委托—代理模型中的多委托人，而公立医院（包含医生）则为代理人，不同的委托人对代理人实施各自目标考核监管。

总体上，我们将多委托人对公立医院的监管目标归类为经济性监管与公益性监管两类。经济性目标即为医院需要实现的经济性收益与成本之差，表现为医院以货币形式体现的财务绩效上，其衡量清晰明确。但是对于公益性目标，虽然 2009 年开始的新一轮医疗卫生体制改革其中一项原则即为"建立基本医疗卫生制度要坚持公共医疗卫生的公益性质"，但当前仍然缺乏清晰的公益性定义，由此也影响了公益性目标的实现。

经济性监管目标通过决定医疗服务的价格 p 来对医生进行监管约束，公益性监管目标通过监管医疗服务的公益性目标实现（如患者满意度、基层服务量等）来对医生进行监管约束，体现为如果公立医院不能完成设定的公益性目标，监管者将对医院进行惩罚（超过则给予奖励），以此获取资金并选择其他途径来实现公益性目标，监管者决定单位惩罚系数为 t，$t \geq 0$。

公立医院自身追求收益最大化，其收益为：

$$\max_{q,q_1,q_2} \pi = pq - c_e(q) - c_1(q_1) - tq_2 \tag{26}$$

其中，p 为单位医疗服务的价格，q 为医疗服务量。设定成本函数为二次函数 $c_e(q) = \dfrac{q^2}{2}$。$c_1(q_1)$ 为医生为达到公益性目标而付出的成本，设定成本函数为二次函数 $c_1(q_1) = \dfrac{aq_1^2}{2}$，$a$ 为实现公益性目标与经济性目标的相对单位成本。t 为医院未达到公益性基本目标而被监管机构强制征收惩罚性的单位补偿成本（或超过规定公益性任务后的单位激励价格）。q_1 为医生完成的公益性目标量，q_2 为医生未完成的公益性目标量。r 为经济性目标数量与公益性目标数量之间的转换系数，一般来说，经济性目标数量越大，所要求的公益性目标量越大，$r > 0$，有 $q_1 + q_2 = r * q$。$r * q$ 是委托人（监管者）要求代理人（公立医院）应该完成的公益性目标数量。医疗服务的反需求函数为 $p = 1 - q$。

作为委托人，经济性目标的监管者决定医疗服务价格 p；公益性目标的监管者决定惩罚强度 t；作为代理人，医院决定服务数量 q 及完成的公益性目标数量 q_1。在委托—代理环境下，由委托人与代理人共同决定最优的 (p, t, q, q_1) 组合，本节聚焦于考虑博弈的委托方是否合作及其博弈时序对结果的影响，并未考虑信息不对称及信息传递对博弈结果的影响，在共同代理中，信息不对称及其信息传递将会产生巨大的复杂性，导致传统分析工具——揭示原理等不再适用（Calzolari, 2008；Martimort, 2009）。

（26）式对 q、q_1 求导，得医院最大化利润的条件为：

$$\frac{\partial(pq)}{\partial p} = \frac{\partial\left[c_e(q) + c_1(q_1) + tq_2\right]}{\partial p}$$

$$\frac{\partial c_1}{\partial q_1} = t \tag{27}$$

即当公立医院追求收益最大化时：（1）总边际收益等于总边际成本；（2）实现公益性目标的单位成本与遭受未实现公益性目标的单位惩罚相等。

将具体设定带入（26）式中，即：

$$\max_{q, q_1}\pi = pq - \frac{q^2}{2} - \frac{aq_1^2}{2} - t(rq - q_1) \tag{28}$$

可得医院利润最大化时的 (q, q_1) 为：

$$q = p - rt$$

$$q_1 = \frac{t}{a} \tag{29}$$

由（29）式，可得：

$$\frac{\partial q}{\partial p} = 1；\frac{\partial q}{\partial t} = -r$$

$$\frac{\partial q_1}{\partial p} = 0；\frac{\partial q_1}{\partial t} = \frac{1}{a} \tag{30}$$

针对两类不同的委托人目标：经济性监管目标与公益性监管目标，我们分别分析其收益。作为经济性目标的监管者，其目标是实现消费者与生产者经济福利之和最大化，即消费者剩余与生产者利润之和最大化。即：

$$\max_{p} W_E = \int_0^q p(q)\,dq - pq + \pi(q, q_1)$$

$$= \int_0^q p(q)\,dq - \left(\frac{q^2}{2} + \frac{aq_1^2}{2}\right) - t(rq - q_1) \tag{31}$$

$$s.t.\ (1)\,\pi(q(p), q_1(p, t)) \geqslant 0\,(IR)$$

$$(2)\,\max \pi(IC)$$

作为公益性目标的监管者，其目标是将公益性收益与由于未实现公益目标而得到的惩罚收益，以及未实现公益目标而遭受的损失之差最大化。即：

$$\max_{t} W_P = wq_1 + t(rq - q_1) - w(rq - q_1)$$

$$= wq_1 + (t - w)(rq - q_1) \tag{32}$$

$$s.t.\ (1)\,\pi(q(p), q_1(p, t)) \geqslant 0\,(IR)$$

$$(2)\,\max \pi(IC)$$

其中，wq_1 是实现公益性目标的收益，如患者满意度、人民身体素质整体提高等。$w*(q - q_p)$ 是未实现公益性目标（如医疗质量未达标）而遭受的福利损失，w 是单位公益性福利损失。

由于经济性目标监管者与公益性目标监管者为不同的委托人，因此，一方面，两类委托人由于不同的利益目标追逐，在追求各自目标时存在选择合作或不合作两种情况；另一方面，由于不同委托人能力的差异，他们在各自的监管执行时机选择及强度上也存在差异，此时，存在着监管者合作、监管者不合作但同时行动、经济性目标监管者先动、公益性目标监管者先动等多种情况。我们将分别讨论各类情况，并分析不同场景模式对不同监管者收益的影响。

5.3.4　模型分析

（1）两类监管者合作

在经济性目标监管者与公益性目标监管者合作的情况下，此时委托人追求经济性目标与公益性目之和最大化。即：

$$\max_{p,t}(W_E + W_P) = \int_0^q p(q)\,dq - (\frac{q^2}{2} + \frac{aq_1^2}{2}) + wq_1 - w(rq - q_1)$$

$$s.t.\ (1)\ \pi(q,q_1) \geqslant 0\,(IR) \tag{33}$$

$$(2)\ \max\pi(IC)$$

由（32）式的一阶最优化条件为：

$$\frac{\partial\max(W_E + W_P)}{\partial p} = p\frac{\partial q}{\partial p} - q\frac{\partial q}{\partial p} - aq_1\frac{\partial q_1}{\partial p} + w\frac{\partial q_1}{\partial p} - wr\frac{\partial q}{\partial p} + w\frac{\partial q_1}{\partial p}$$

$$= p - q - wr = 0$$

$$\frac{\partial\max(W_E + W_P)}{\partial t} = p\frac{\partial q}{\partial t} - q\frac{\partial q}{\partial t} - aq_1\frac{\partial q_1}{\partial t} + w\frac{\partial q_1}{\partial t} - wr\frac{\partial q}{\partial t} + w\frac{\partial q_1}{\partial t}$$

$$= -pr + qr - q_1 + \frac{2w}{a} + wr^2 = 0 \tag{34}$$

联立（29）、（30）、（33）式，可得：

$$p = \frac{1+wr}{2}; t = w; q = \frac{1-wr}{2}; q_1 = \frac{2w}{a}$$

即两类监管者合作下，实现社会福利最大化时，$\frac{\partial p}{\partial w} > 0; \frac{\partial p}{\partial r} > 0$，即最优时的定价与单位公益性损失、公益性目标转换系数成正比，惩罚力度等于单位公益性损失。此时医院的公益性目标完成为：$\frac{q_1}{rq} = \frac{2w}{ar(1-wr)}$，说明公益性目标越难实现，即 a 越大，公益性目标的完成比例越低。

179

（2）两类监管者不合作

当经济性目标的监管者与公益性目标的监管者不合作时，根据他们行动的先后顺序，将他们的行动分为三类：第一，两类监管者同时行动；第二，经济性目标的监管者先行动；第三，公益性目标的监管者先行动。

①两类监管者同时行动。假定两类监管者同时行动，即经济性目标监管者与公益性目标监管者同时公布公立医院的医疗服务价格 p 及公益性目标监管者公布单位罚金 t。公立医院在既定的 (p,t) 下决定自身收益最大化。此时，经济性监管者与公益性监管者各自的反应函数为：

由 $\dfrac{\partial W_E}{\partial p} = 0$，得：

$$p - q - tr = 0 \tag{35}$$

由 $\dfrac{\partial W_P}{\partial t} = 0$，得：

$$\frac{w}{a} + (rq - q_1) - (t - w)\left(r^2 + \frac{1}{a}\right) = 0 \tag{36}$$

联立（29）、（30）、（35）、（36）求解，可得：

$$p = \frac{2ar^2 + aw^2r + wr + 3}{3ar^2 + 4};$$

$$t = \frac{2awr^2 + ar + 4w}{3ar^2 + 4};$$

$$q = \frac{ar^2 - aw^2r - wr + 1}{3ar^2 + 4};$$

$$q_1 = \frac{2awr^2 + ar + 4w}{a(3ar^2 + 4)}$$

$$\tag{37}$$

与社会福利最大化时相比较，当 $wr < 1$ 时，两类监管者不合作但是同时行动时的惩罚强度 t 将大于合作时的惩罚强度。同

时，利用两类监管者同时相互制约的关系，代理人可以获得较高的收益。

②经济性目标监管者先行动。如果经济性目标监管者先行动，那么他将先设定医疗服务价格 p，公益性目标的监管者在看到设定好的 p 值后将决定惩罚系数 $t(p)$。在此基础上，公立医院最终决定自己的服务数量 q 以及完成的公益目标量 q_1。这是一个典型的 Stackelberg 动态博弈，我们采用逆向归纳法进行求解。

博弈的第二阶段，公益性监管者对经济性监管者的反应函数 $t = t(p)$，可得：

$$\frac{w}{a} + (rq - q_1) - (t - w)(r^2 + \frac{1}{a}) = 0 \tag{38}$$

博弈的第一阶段，经济性目标的监管者的最优化函数为：

$$\max_{p} W_E = \int_0^q p(q) dq - pq + \pi(q, q_1)$$

$$= \int_0^q p(q) dq - (\frac{q^2}{2} + \frac{aq_1^2}{2}) - t(rq - q_1) \tag{39}$$

其反应函数为：

$$\frac{\partial W_E}{\partial p} = p(q)\frac{\partial q}{\partial t}\frac{\partial t}{\partial p} - q\frac{\partial q}{\partial t}\frac{\partial t}{\partial p} - aq_1\frac{\partial q_1}{\partial t}\frac{\partial t}{\partial p} - \frac{\partial t}{\partial p}(rq - q_1) - t(r\frac{\partial q}{\partial t}\frac{\partial t}{\partial p}$$

$$- \frac{\partial q_1}{\partial t}\frac{\partial t}{\partial p})$$

$$= -p + tr + \frac{t}{ar} = 0 \tag{40}$$

由（29）式及反需求函数，可得：$\frac{\partial t}{\partial p} = \frac{2}{r}$

联立（29）、（30）、（38）、（40）式，得：

$$p = \frac{ar^2 + 1}{ar^2 + 2}$$

$$t = \frac{ar}{ar^2 + 2}$$

$$q = \frac{1}{ar^2 + 2}$$

$$q_1 = \frac{r}{ar^2 + 2}$$

因此，在经济性目标监管者先行动时，他的行动策略将直接影响后行动者——公益性监管者的行为，从而使得均衡结果朝着有利于自身收益最大化的方向转化。结果中，单位福利损失 w 对均衡结果不产生影响。

③公益性目标监管者先行动。如果公益性目标监管者先行动，那么他将先设定一个惩罚系数 t，经济性目标的监管者在看到设定好的 t 值后将决定医疗服务的价格 $p(t)$。在此基础上，公立医院最终决定自己的服务数量 q 以及完成的公益目标量 q_1。采用逆向归纳法进行求解。

博弈的第二阶段，经济性监管者对公益性监管者的反应函数为：

$$p = p(t) = q + tr \tag{41}$$

博弈的第一阶段，公益性目标的监管者的目标函数为：

$$\max_{t} W_P = wq_1 + t(rq - q_1) - w(rq - q_1) \tag{42}$$

得第一阶段的反应函数为：

$$\frac{\partial W_P}{\partial t} = w\frac{\partial q_1}{\partial p}\frac{\partial p}{\partial t} + (rq - q_1) + t(r\frac{\partial q}{\partial p}\frac{\partial p}{\partial t} - \frac{\partial q_1}{\partial p}\frac{\partial p}{\partial t}) - w(r\frac{\partial q}{\partial p}\frac{\partial p}{\partial t} -$$

$$\frac{\partial q_1}{\partial p}\frac{\partial p}{\partial t}) = 0 \tag{43}$$

由（29）式及反需求函数，可得：$\frac{\partial p}{\partial t} = \frac{r}{2}$

联立（29）、（30）、（41）、（43）式，得：

$$p = \frac{2 + ar^2(1 - wr)}{4};$$

$$t = \frac{ar(1 - wr)}{2};$$

$$q = \frac{2 - ar^2(1 - wr)}{4};$$

$$q_1 = \frac{r(1 - wr)}{2}$$

因此，在公益性目标监管者先行动时，他的行动策略，即对 t 的决定将直接影响后续行动者——经济性监管者对价格 p 的决定。此时，$p = \frac{1}{2} + at$。

5.3.5　四种情况下的比较：基于算例模拟的分析

我们使用具体数据进行算例分析，以分析公立医院在监管者合作、同时行动、先后行动时经济性目标监管者与公益性目标监管者及公立医院各自的收益。一般来说，实现公益性目标的成本相对实现经济性目标的成本较高，设定 $a = 2$，同时，监管者一般会随着经济性目标的增加来增加公益性目标，但不会过度增加公益性任务，设定 $r = 0.5$，而单位公益性福利损失是一个较难测量的长期考核指标，短期内其影响较小，设定 $w = 0.25$。同时，需要说明的是，当三类参数满足现实中的情况，即 $a > 1$，$r < 1$，$w < 0.5$ 时，均能得到较为一致和稳健的结论。由具体的参数设定得到四种情况下的算例模拟比较分析结果见表 5-1。

通过对完全信息下存在两类监管者的公立医院监管博弈模型的研究，对比分析经济性监管者与公益性监管者在合作、不合作但同时行动、各自优先行动时的博弈结果。我们可以得到以下结论：

表 5 – 1　　　　　　经济性监管与公益性监管算例模拟表

$a = 2$ $r = 0.5$ $w = 0.25$	p	t	q	q_1	W_E	W_P	π	$W_E + W_P$	$\dfrac{W_P}{W_E + W_P}$
两类监管者合作	0.5625	0.2500	0.4375	0.2500	0.1914	0.0625	0.0957	0.2539	24.62%
不合作 但同时行动	0.7348	0.4091	0.2652	0.2045	0.1824	0.0397	0.1473	0.2221	17.87%
经济性监管者 先行动	0.6000	0.4000	0.4000	0.2000	0.2000	0.0500	0.1200	0.2500	20.00%
公益性监管者 先行动	0.6094	0.4375	0.3906	0.2188	0.1996	0.0503	0.1241	0.2499	20.13%

（1）从社会福利最大化的角度考虑，两类监管者合作能够实现社会福利最大化。此时，公益性收益在总收益中占比也较大，代理人获取最少的利润。

（2）两类监管者不合作但是同时行动时，社会总福利下降，而代理人利用监管者的不合作获取最高的利润。此时医疗服务价格高，服务数量少。

（3）经济性目标监管者先行动时，监管者利用自己的先动优势，获取高的经济性收益。此时实现的公益性目标数量少。

（4）公益性目标先行动时，监管者获取高的公益性收益，并得到实现较多的公益性目标，公益性收益占总收益比重上升。

因此，从社会福利最大化的角度考虑，两类监管者合作是最优选择，某一类监管者先行动是次优选择，两类监管者不合作且同时行动是社会福利最低的选择。并且，针对当前诸多公立医院其公益性的基本目标都没有动力去实现的现状，由于 $\dfrac{\partial W_E}{\partial t} = -(rq - q_1) = -q_2$；$\dfrac{\partial W_P}{\partial t} = q_2$；$\dfrac{\partial \pi}{\partial t} = -q_2$，即在公益性目标未完成的情况下（$q_2 > 0$），惩罚力度 t 与经济性收益 W_E、公立医院的利润 π 成反比，与公益性收益 W_P 成正比。因此，加大对未完成公益性目标的惩罚强度 t 是公益性目标监管者可采用的有力措施。

5.3.6　结论及政策建议

通过理论模型及算例模拟对我国公立医院改革的经济性目标与公益性目标进行研究，通过对比两类目标的监管者是否合作以及两类监管者行动的先后顺序。可以看到，在两类监管者合作时，能够实现社会福利最大化。当两类监管者不合作时，监管者实现各自收益最大化与社会福利最大化目标偏离。当两类监管者存在先后行动顺序时，先行动一方存在先动优势。

从社会福利最大化的角度来看，通过多个规制者之间的合作可以实现社会福利最大化。因此，医疗改革中，政府应该采取措施促使多个委托人（规制者）合作，促进不同规制机构的沟通与协调。可选择的措施有：

（1）自我协调，建立不同规制机构之间的信息沟通与协调机制。通过信息沟通与协调，实现不同规制者目标之间的协同，具体措施如当前我国医疗改革中的各个不同部委建立定期的信息沟通交流机制。不同部委之间通过沟通谈判逐步形成合作。以接近或实现社会福利最大化的目标。

（2）第三方协调，建立独立第三方的沟通协调机构。自我协调存在软约束的缺陷，各委托人之间经过沟通也可能无法达成合作协议。可考虑通过独立第三方的强制性约束，通过制定具有约束力的制度规范，促使各部委形成较为一致的合作。具体措施如建立国务院医疗改革办公室，以此协调我国与医疗改革相关的多个部委。

（3）统一的大部制，由于多委托人之间存在的利益冲突难以避免，多个监管目标之间难以协调，可考虑实施以某一监管目标为主（如公益性目标）的大部制监管体系，从而形成较为简单的单一委托—代理结构，以取代复杂的多委托人共同代理结构，具体措施如在有效协调多种目标的情况下成立大健康部或者国家健康委员会，以此统一监管公立医院。

实现社会福利最大化的监管者合作机制也面临着其他问题的一些挑战，如合作成为单一监管者容易被管制俘获，监管者难以形成有效合作机制等。独立于合作单位之上的第三方监管机构可防止或减弱这些负效应，我国的电监会、保监会、银监会、证监会等机构的设立即是这样的考虑。同时，在多方合作难以达成的情况下，考虑某一方（如公益性目标监管者）的先动策略则是最优情形不能实现下的次优选择。

5.4 多委托人多任务框架下的公立医院体制设计：相机监管的视角

在 5.2 节，我们借鉴 Holmstrong 和 Milgrom（1999）及 Dixit（1996）所设计的机制，分析了在线性激励机制（即代理人的报酬是绩效的线性函数）下，为了同时完成具有不同成本替代和不同程度观测性的多任务，只能采取低能激励措施。Bernard（1999，2001）提出了一个基于绩效的非线性激励系统，从而巧妙地将多任务之间的替代关系转换为互补关系，保留了高能激励的可能性。这对于我们进行公立医院监管中需要同时实现经济性与公益性目标是一个借鉴。MacDonald 和 Marx（2001）分析了对委托人和代理人不同的多个任务间关系，对委托人来说任务间关系是互补的，体现为不同任务均带给委托人正的收益；对代理人来说任务间关系是替代的，主要是时间上的替代。最优补偿必须使代理人把任务视作互补，且补偿机制是典型的非单调的，并在多维度上进行奖励。

另外，众多学者从其他角度去寻找了（对多委托人）多任务场景下的激励机制设计。Franckx 等（2004）拓展了 Lazear 和 Rosen（1981）的锦标赛模型，将其扩展至多任务场景下，分析了收益分配、不同任务间的权重等因素，并指出多任务场景下需要更多的信息，包括任务测量的协方差等。Gautier（2007）研究大学从事科研和教学的多任务激励，指出多部门的大学相对于单部门的大学，可实施更强的激励，途径是多部门大学可以通过引入不同部门之间的标尺竞赛来分配收益，而单部门大学不能实现。Franckx 等（2003）设计了两种机制来激励或保证一项代理人不感兴趣的任务（环境保护）的实现，另一种任务是代理人感兴趣的任务（经济收益），一种是较为温和的罚款方式，代理人交一笔罚款，然后委托人用这一笔罚款去实现代理人不感兴趣的目标，此罚款金额等于代理人的参与约束。另一种是严厉的惩罚，随着投入环保努力的增加而可能性减小；奖励随着努力增加而增大，均衡结果将导致代理人实施环保努力最大、经济性目标努力最小。并且增加监管部门（环保署）的预算和惩罚力度加大可以保证经济性目标的努力降低为 0，此时代理人完全将努力投入到环境保护上去。

公立医院监管环境下，公立医院同时承担经济性目标与公益性目标两项任务，且经济性目标的可观测性更强，此时如果保持对公立医院的线性强激励，则会导致公立医院将努力更多地分配给经济性目标，而降低对公益性目标的追逐。这在我国改革开放后的公立医院中体现得非常明显。而在多委托人的场景下，由于

187

信息不对称而不能直接观测到代理人的努力程度，无论是在委托人合作与非合作的场景下，均不能达到代理人的最优努力程度，导致代理人努力不足，这导致了我国改革开放之前的公立医院或其他国有单位工作效率低下。

借鉴 Bernard（1999，2001）与 Franckx 等（2003），我们设计一种相机监管（Contingent Regulation）机制，即并不是对代理人在某类目标上实施全程监管，只有当代理人实现某一目标的门限值后，才开始对代理人在此行动上的努力实施激励（或惩罚），并采用非线性激励方式构建一种新的监管机制，这种机制可以巧妙地把两种目标之间的替代关系转换为互补关系，从而可以实现代理人愿意同时努力实现经济性与公益性目标。

此机制的基本框架和步骤要点如下：

（1）公立医院的工作包括两项任务目标，E 是经济性目标，P 是公益性目标，经济性目标较易准确测量，公益性目标较难准确测量。监管机构对目标 E 的执行进行常规的全程监管，对任务 P 实施相机结果监管，且可以对目标 P 进行审计。

（2）仅当经济性目标 E 达到一定的标准或门槛（如盈亏平衡或某一利润目标）后，监管机构才对公益性目标 P 进行审计或结果监管。

（3）对目标 P 进行审计的结果可能会提高公立医院的预期效用，即好的审计结果会带来监管者的奖励。但如果审计结果显示目标 P 完成得不好，此时要对公立医院实施惩罚，惩罚的结果使得公立医院的期望收益要比不进行审计时的收益要少。

通过以上机制设计，经济性目标 E 和公益性目标 P 之间的关系发生了转换。此时，对 E 和 P 两个任务付出的努力具有互补性，如果公益性目标与经济性目标之间的互补强度足够大，就可以克服公立医院成本函数中两种努力的替代性。而在互补性关系的多目标任务模型中，代理人愿意将努力分配到两类任务中去，因为互补性保证了同时完成这两类任务比单独完成这两类任务的成本要小；且在互补性关系的多委托人模型中，委托人之间也可以开展合作，从而保证了即使在信息不对称的情况下，监管者之间也可以进行合作，以实现次优努力；而在信息对称的情况下，则可实现最优努力。

5.4.1　模型假定

设 A 是经济性目标的监管者，B 是公益性目标的监管者，经济性目标的监管者希望代理人——公立医院实现经济性目标，包括各项财务与资产指标等；公益性目标的监管者希望代理人——公立医院实现公益性目标，包括社会公共福利等。在多委托人多任务框架下，公立医院在经济性目标上付出的努力程度为 a，$a \geq 0$，努力程度 a 不可直接观测，只能通过不同的产出水平 α_i（$i = 1, 2, \cdots, I$，且 α_i 随着 i 的增大而增大）来判断，观测到公立医院在经济性目标上产出 α_i 的概率为 $p_i(a)$；在公益性目标上付出的努力程度为 b，$b \geq 0$，努力程度 b 不可直接观测，只能通过不同的产出水平 β_j（$j = 1, 2, \cdots, J$，且 β_j 随着 j 的增大而增大）来判断，观测到公立医院在公益性目标上产出 β_j 的概率为 $q_i(b)$。

$p_i(a)$ 与 $q_i(b)$ 严格为正且二阶连续可微，不同类型的监管者提供各自的监管契约以激励公立医院有动力付出努力实现各自目标。设转移支付各自为 x_{ij} 和 y_{ij}，公立医院的效用函数为 U，满足严格凹、严格递增、三阶可微等条件，因此公立医院的期望效用为：

$$U(a, b; x_{ij}, y_{ij}; u, c) = \sum_{ij} \left[p_i(a) q_i(b) u(x_{ij} + y_{ij}) \right] - c(a, b)$$

$$\text{(44)}$$

其中 $c(a,b)$ 为代理人付出努力的成本函数，满足正、严格凸及两次连续可微等条件。因此，代理人成本函数显示了其努力分配上的严格替代性（substitutability），或称超模性（super-moduarity），即 $c_{ab} > 0$。

代理人的个体理性约束（IR）和参与约束（IC）分别为：

$$(IR) \underset{(a,b)}{\mathrm{Max}} U(a,b;x_{ij},y_{ij};u,c) \tag{45}$$

$$(IC) U(a,b;x_{ij},y_{ij};u,c) \geqslant U^* \tag{46}$$

对于经济性目标的委托人 A，其最优化方程为：

$$\max \sum_{x_{ij},a,b} p_i(a)q_j(b)[\alpha_i - x_{ij}]$$

$$s.t. \begin{cases} \underset{(a,b)}{\mathrm{Max}} U(a,b;x_{ij},y_{ij};u,c) \\ U(a,b;x_{ij},y_{ij};u,c) \geqslant U^* \end{cases} \tag{47}$$

对于公益性目标的委托人 B，其最优化方程为：

$$\max \sum_{y_{ij},a,b} p_i(a)q_j(b)[\beta_i - y_{ij}]$$

$$s.t. \begin{cases} \underset{(a,b)}{\mathrm{Max}} U(a,b;x_{ij},y_{ij};u,c) \\ U(a,b;x_{ij},y_{ij};u,c) \geqslant U^* \end{cases} \tag{48}$$

由规划式（47）、（48）定义了共同代理博弈，他们有着共同的 IR、IC 约束和不同的目标函数，Bernheim 和 Whinston（1986）给出了共同代理博弈的正式定义：

定义 1：共同代理纳什均衡的解是委托人的激励工资计划 (x_{ij},y_{ij}) 和代理人的努力分配方案 (a,b)，且 $[x_{ij},(a,b)]$ 是最优化方程（47）的解，$[y_{ij},(a,b)]$ 是最优化方程（48）的解。

运用一阶占优法，对（45）式的 IC 条件做进一步的简化，即：

$$\frac{\partial(IC)}{\partial a} = U_a(a,b;x_{ij},y_{ij};u,c) = \sum_{ij}\left[p'_i(a)q_i(b)u(x_{ij}+y_{ij})\right]$$
$$- c(a,b) \tag{49}$$

$$\frac{\partial(IC)}{\partial b} = U_b(a,b;x_{ij},y_{ij};u,c) = \sum_{ij}\left[p_i(a)q'_j(b)u(x_{ij}+y_{ij})\right]$$
$$- c(a,b) \tag{50}$$

实施一阶占优计算过程中还需要以下假定：

假设 1：单调似然率（MLRP）：$\dfrac{p'_i(a)}{p_i(a)}$ 和 $\dfrac{q'_j(b)}{q_j(b)}$ 在 i 和 j 上非减。

由假设可得引理 1[①]：随机占优条件（SDC）：如果假设 1 条件满足，可得对于所有的 $i_1 = 0,1,2,\cdots,I$ 和 $j_1 = 0,1,2,\cdots,J$，

$$\sum_{i=i_1}^{I} p'_i(a) \geqslant 0 \text{ 和 } \sum_{j=j_1}^{J} q'_j(b) \geqslant 0 \text{。}$$

假设 2：一般化的分布函数凸性条件（Gnereralized CDFC）：对于所有的 i_1,j_1,a,b，函数 $G(i_1,j_1 \mid a,b) = \displaystyle\sum_{i=i_1}^{I}\sum_{j=j_1}^{J} p_i(a)q_i(b)$ 的二阶偏导矩阵是负半定的。

假设 3：可分离偏好（Diverging Preferences）：规划式（47）和（48）的激励相容约束（IC）可用一阶占优条件（49）和（50）等价取代，且一阶条件（49）和（50）是严格紧约束的。

5.4.2 替代性：公立医院共同代理机制的内在冲突

当前公立医院共同代理线性激励机制最大的问题即目标之间的替代性，导致了负外部性的传递，同时，不同任务之间的可考核性差异，导致了经济性目标的激励强于公益性目标，这进一步

191

---

① 其证明过程见 Bernard（2001）。

强化了公益性目标努力的减弱。Laussel 和 Breton（1996）指出，共同代理中任务成本的超模性（替代或互补），会导致代理人在拥有私人信息时能否获得一笔租金。如果任务成本之间是互补的，没有代理人获得租金的均衡存在；如果任务间存在替代性，追求总体效用最大化的代理人在共同博弈均衡时能获得租金。

根据定义 1 和一阶占优方法，共同代理纳什均衡中的经济性目标委托人 A 的激励工资 x_{ij} 必须满足下述一阶条件：

$$\forall x_{ij}: \frac{1}{u'(x_{ij}+y_{ij})} = \mu^{\alpha} + \gamma^{\alpha} \frac{p_i'(a)}{p_i(a)} + \lambda^{\alpha} \frac{q_i'(b)}{p_j(b)} \tag{51}$$

其中，μ^{α}、γ^{α} 及 λ^{α} 是参与约束 IC、（49）、（50）式定义的激励相容约束 IR 的拉格朗日（Lagrange）系数。

同理，对于公益性目标的委托人 B 的激励工资 y_{ij} 必须满足下述一阶条件：

$$\forall y_{ij}: \frac{1}{u'(x_{ij}+y_{ij})} = \mu^{\beta} + \gamma^{\beta} \frac{p_i'(a)}{p_i(a)} + \lambda^{\beta} \frac{q_i'(b)}{p_j(b)} \tag{52}$$

其中，μ^{β}、γ^{β} 及 λ^{β} 是参与约束 IC、（47）、（49）式定义的激励相容约束 IR 的拉格朗日（Lagrange）系数。

（51）式与（52）式中的拉格朗日系数非负，报酬是产出的单调函数，结合假设 1，可得（51）式与（52）式的左边 $\frac{1}{u'(x_{ij}+y_{ij})}$ 是递增的，由此得：

引理 2：激励的单调性：在共同代理纳什均衡解中，随着 i 和 j 的增大，因为 α_i 随着 i 的增大而增大，β_i 随着 j 的增大而增大；因此代理人的总收益随之增加。

引理 2 论证了代理人的总激励强度的特征，但未阐述经济性目标与公益性目标委托人各自激励强度的特征，我们分析当实施

努力程度为 (a,b)，经济性目标委托人 A 的一阶必要条件，此时 IC 约束是紧的，应用包络定理，由（51）式可得：

$$\sum_{ij}[p_i'(a)q_j(b)[\alpha_i - x_{ij}] + \gamma^\alpha U_{aa}(a,b;x_{ij},y_{ij};u,c) +$$

$$\lambda^\alpha U_{ab}(a,b;x_{ij},y_{ij};u,c)\begin{cases}\leq 0 & \text{如果 } a = 0 \\ = 0 & \text{如果 } a > 0\end{cases} \tag{53}$$

$$-\sum_{ij}[p_i(a)q_j'(b)x_{ij} + \gamma^\alpha U_{ab}(a,b;x_{ij},y_{ij};u,c) + \lambda^\alpha U_{bb}(a,b;$$

$$x_{ij},y_{ij};u,c)\begin{cases}\leq 0 & \text{如果 } b = 0 \\ = 0 & \text{如果 } b > 0\end{cases} \tag{54}$$

代理人的期望效用函数为凹，因此有 $U_{aa} < 0$，$U_{bb} < 0$。

我们首先来分析代理人的效用函数的二阶偏导数 $U_{ab} < 0$ 的情形，式（53）表明委托人 A 占有了部分努力 b，这部分努力本应该应用到任务 B 上。设定 $x(a,b) = \sum p_i(a)q_j(b)x_{ij}$ 为委托人 A 针对努力分配程度 (a,b) 而支付的期望工资，则由式（54）可得，对于任意的 $b > 0$，有：

$$x_b(a,b) = \sum_{ij} p_i(a)q_j'(b)x_{ij} < 0 \tag{55}$$

即代理人从委托人 A 处得到的期望补偿随着委托人对任务 B 的努力的增加而减少，这同时也影响了委托人 B 的激励提供，根据引理 2 委托人 B 必须付出努力去填补由（55）式带来的影响。对任务 A 也是类似条件，由此得到在 $U_{ab} < 0$ 时的结论，每一个委托人都会提供一部分努力去对抗（或冲销）代理人为另外委托人工作的努力，因此，所有的委托人都会发现他将更难和需要付出更大报酬去激励代理人去完成他所关心的任务，大量的不同委托人激励努力被抵消，低能激励由此产生。

共同代理产生低能激励的关键在于 $U_{ab} < 0$，即不同委托人之间的目标是替代的，一项任务的努力损害了另一项任务的完成

努力，要改变这种状况，必须试图改变 U_{ab} 的符号。

定义 2：如果 $U_{ab} < 0$（$U_{ab} > 0$），那么任务 A 与任务 B 之间的关系为替代或互补。

需要注意的是，$U_{ab} > 0$ 面临着前述对代理人成本函数超模性假定（$c_{ab} > 0$）的挑战。由于努力总量有限等因素，无论是在两项任务何种关系的基础上，超模性使得代理人在增加一项任务的努力时，试图减少另一项任务的努力程度。在委托—代理的场景下，Laussel 和 Breton（1996）、Bernard（1999）、MacDonald 和 Marx（2001）等已经提出了一些解决措施，这也使得 Bernard（2001）有条件使委托人之间转换成互补性的任务，从而促使委托人之间合作。

5.4.3 互补性：公立医院共同代理机制的修正

如果能使得委托人之间的任务关系互补，就有可能促使委托人之间合作，从而提高对代理人的激励强度，次优甚至最优的社会福利就可能实现。我们首先阐述使得委托人之间任务转换成互补性质的监督机制，然后分析实施该机制的充分条件。

（1）上尾随机监督模式（Upper – Tail Contingent Monitoring）

Bernard（2001）提出了上尾随机监督机制，我们将其应用到公立医院的监管中来。在一般的共同代理模型中，所有委托人总能观测到每一个任务上的产出水平，我们收紧这一假设，只有任务 A，即经济性目标可以被每一个委托人所观测到，而公益性目标不能被每一个委托人所观测到，这种假设也与现实较为相符。公益性目标的委托人 B 评价考核任务 B 上的绩效，并与经济性目标的委托人 A 分享这一信息，分享的概率为 n_i，n_i 依赖于观测到的产出水平 i。这就是相机审计机制，在这一机制下，当公益性目标的产出未知时，经济性目标的委托人支付给代理人

的报酬是 s_i；当公益性目标的产出可观测时，经济性目标的委托人支付给代理人的报酬是 w_{ij}；仅当公益性目标的委托人观测到公益性产出 j 时，公益性目标的委托人支付给代理人的报酬为 t_{ij}。

在努力程度分配为 (a,b)，一组配对契约包含了经济性目标委托人给公立医院的激励报酬安排 (s_i,w_{ij})，公益性目标委托人给公立医院的激励报酬安排 (n_i,t_{ij}) 的机制设计下，代理人——公立医院的期望效用为：

$$U(a,b;s_i,w_{ij},n_i,t_{ij};u,c) = \sum_{ij} p_i(a)q_j(b)\big[n_iu(w_{ij}+t_{ij}) +$$
$$(1-n_i)u(s_i)\big] - c(a,b) \tag{56}$$

对期望效用取二阶交叉偏微分，得：

$$U_{ab}(a,b;s_i,w_{ij},n_i,t_{ij};u,c) = \sum_{ij} p_i'(a)q_j'(b)n_i\big[u(w_{ij}+t_{ij}) -$$
$$u(s_i)\big] - c_{ab} \tag{57}$$

由于成本函数的超模性，$c_{ab} > 0$。要使得两项任务具有互补性，$U_{ab}(a,b;s_i,w_{ij},n_i,t_{ij};u,c) > 0$，需要（57）式右边的第一项满足以下条件：

①上尾监督：仅当 $p_i'(a) > 0$ 时，$n_i > 0$；

②对公益性目标 B 的联合激励：对于所有的 i，$[u(w_{ij}+t_{ij}) - u(s_i)]$ 与 $q_j'(b)$ 同正负号。

由引理 1 的随机占优条件（SDC），当 i 和 j 较小时，$p_i'(a)$ 和 $q_j'(b)$ 是负的；当 i 和 j 较大时，$p_i'(a)$ 和 $q_j'(b)$ 是正的。此随机监管机制由以下两部分构成：第一，上尾随机监督机制：当且仅当经济性目标 i 严格大于某一阈值 $\hat{i}$，才有信息分享概率 $n_i > 0$。第二，对公益性目标 B 的评价，一方面他将惩罚低产出，另一方面他将奖励高产出，因为当且仅当公益性目标上的产出 j

超过一定的产出水平 j^*，才有 $q'_j(b)$ 为正，也才有 $u(w_{ij} + t_{ij}) > u(s_i)$。

（2）随机监管机制的充分条件

上小节我们阐述了上尾随机监督模式的特征和构成，此模式需要一定的条件才能成立，包括代理人的风险规避系数、绝对谨慎系数等。我们接下来阐述随机监管机制的充分条件。

在对公益性目标实施随机监督的机制设计下，对于经济性目标的监管者 A，其激励组合 (s_i, w_{ij}) 的最优化条件为：

$$\max_{s_i, w_{ij}, a, b} \sum_{ij} \{p_i(a)q_j(b)[\alpha_i - n_i w_{ij} - (1 - n_i)s_i]\}$$

$$s.t. \begin{cases} \sum_{ij} p'_i(a)q_j(b)[n_i u(w_{ij} + t_{ij}) + (1 - n_i)u(s_i)] - c_a(a,b) \geqslant 0 \\ \sum_{ij} p_i(a)q'_j(b)[n_i u(w_{ij} + t_{ij}) + (1 - n_i)u(s_i)] - c_b(a,b) \geqslant 0 \\ \sum_{ij} p_i(a)q_j(b)[n_i u(w_{ij} + t_{ij}) + (1 - n_i)u(s_i)] - c(a,b) \geqslant U^* \end{cases}$$

$$(58)$$

令 γ^α、λ^α 和 μ^α 是（15）式中两个个体理性约束 IC、一个激励相容约束 IR 的拉格朗日乘子，由此得一阶条件为：

对于所有的 s_i： $\dfrac{1}{u'(s_i)} = \mu^\alpha + \gamma^\alpha \dfrac{p'_i(a)}{p_i(a)}$ （59）

对于所有的 w_{ij}： $\dfrac{1}{u'(w_{ij} + t_{ij})} = \mu^\alpha + \gamma^\alpha \dfrac{p'_i(a)}{p_i(a)} + \lambda^\alpha \dfrac{q'_j(b)}{q_j(b)}$ （60）

设定公益性委托人 B 监督任务需要的成本为 K，这对于委托人 B，其激励组合 (n_i, t_{ij})，其中 n_i 为监督的概率，激励报酬为 t_{ij}，公益性委托人 B 的激励组合最优化条件为：

$$\max_{n_i, t_{ij}, a, b} \sum_{ij} \{p_i(a)q_j(b)[\beta_i - n_i(t_{ij} + K_i)]\}$$

$$s.t.\begin{cases} \sum_{ij} p_i'(a)q_j(b)[n_iu(w_{ij}+t_{ij})+(1-n_i)u(s_i)]-c_a(a,b)\geqslant 0 \\ \sum_{ij} p_i(a)q_j'(b)[n_iu(w_{ij}+t_{ij})+(1-n_i)u(s_i)]-c_b(a,b)\geqslant 0 \\ \sum_{ij} p_i(a)q_j(b)[n_iu(w_{ij}+t_{ij})+(1-n_i)u(s_i)]-c(a,b)\geqslant U^* \end{cases}$$

$$(61)$$

令 γ^β、λ^β 和 μ^β 是（20）式中两个个体理性约束 IC、一个激励相容约束 IR 的拉格朗日乘子，其也同于（17）式的 3 个拉格朗日乘子，由此得一阶条件为：

对于所有的 t_{ij}：$\dfrac{1}{u'(w_{ij}+t_{ij})} = \mu^\beta + \gamma^\beta \dfrac{p_i'(a)}{p_i(a)} + \lambda^\beta \dfrac{q_j'(b)}{q_j(b)}$ （62）

对于所有的 n_i：

$$\frac{1}{u'(w_{ij}+t_{ij})} = \mu^\beta + \gamma^\beta \frac{p_i'(a)}{p_i(a)} + \lambda^\beta \frac{q_i'(b)}{q_i(b)}$$

$$\sum_j \left\{ -(t_{ij}+K) + [u(w_{ij}+t_{ij})-u(s_i)](\mu^\beta + \gamma^\beta \frac{p_i'(a)}{p_i(a)} + \right.$$

$$\left. \lambda^\beta \frac{q_j'(b)}{q_j(b)}) \right\} q_j(b) \begin{cases} \geqslant 0 & \text{如果 } n_i = 1 \\ = 0 & \text{如果 } n_i \in (0,1) \\ \leqslant 0 & \text{如果 } n_i = 0 \end{cases} \quad (63)$$

197

所有的拉格朗日系数 γ^i、λ^i 和 μ^i（$i=\alpha,\beta$）是非负的，由式（58）、（59）、（60），可得与引理 2 类似的结论：

引理 2*：由激励计划式（57）、（60）构建的共同代理博弈的纳什均衡解，激励报酬 s_i 和（$w_{ij}+t_{ij}$）均是非减的。

式（59）减去（58），得：

$$\frac{1}{u'(w_{ij}+t_{ij})} - \frac{1}{u'(s_i)} = \lambda^\alpha \frac{q_j'(b)}{q_j(b)} \quad (64)$$

根据引理 1，可得随机监管机制的一个特征是：

定理 1：对公益性目标的联合激励：在相机监管的机制中，当且仅当 $q_i'(b) > 0$ 时，才有 $s_i < (w_{ij} + t_{ij})$。

在当前的一般性条件下，共同代理的纳什均衡并不一定满足上尾相机监督的条件。直觉上，相机监管必须带给风险规避的代理人正的期望收益，否则代理人没有积极性在经济性目标 A 上有高的表现（从而带来对公益性目标考核的机会）。因此，相机监管带给公益性目标监管者额外的监管成本，当代理人的风险规避系数关于他的财富下降得足够快，这个成本仍然是可以接受的。

设定 $\rho(z) = -\dfrac{u''(z)}{u'(z)}$ 代表代理人的绝对风险规避系数，可得：

$$\frac{\rho'(z)}{\rho(z)} = \frac{d\left[\ln\dfrac{-u''(z)}{u'(z)}\right]}{dz} = \frac{u'''(z)}{u''(z)} - \frac{u''(z)}{u'(z)} \tag{65}$$

代理人关于财富的风险规避系数下降率可以用（65）式中右边第一项与第二项的差来衡量，第二项是绝对风险规避系数，第一项 $\zeta(z) = -\dfrac{u'''(z)}{u''(z)}$ 是 Kimball（1990）定义的绝对谨慎系数（coefficient of absolute prudence）。Arrow（1965）及 Hartwick（1999）证明，在财富外生增长后，代理人确实增加了他对不确定性资产持有的条件是 $\zeta(z) > \rho(z)$，即绝对谨慎系数大于绝对风险规避系数。在相机监管下，因为依赖于对任务 A 的完成情况，代理人的财富是内生且随机增长的，因此需要更为苛刻的不等式条件。

假设 4：快速递减的绝对风险规避：对于所有的 $z > 0$，绝对谨慎系数大于 3 倍的绝对风险规避系数，即 $\zeta(z) > 3\rho(z)$。

假设 4 是上尾相机监管均衡存在的一个重要条件①。它要求代理人效用函数的倒数 $\frac{1}{u(\cdot)}$ 的三阶导数为负，他明显与 Holmstrom 和 Milgrom（1991）以及 Dixit（1996）提出的绝对风险规避系数（CARA）不变的假设不一致。假设 4 实际上满足，如果代理人的相对风险规避系数（CRRA）不变，为 $u(z) = z^{1-\omega}$ 且 $\omega < 0.5$。

在假设 4 成立的条件下，代理人必然在相机监管的任务 B 上付出努力，并追求好的业绩。

引理 3：共同代理纳什均衡中，对于所有的 i 和 b，$\sum_j q_j(b) u(w_{ij} + t_{ij}) > u(s_i)$ 成立。

证明：当 $\psi^{-1}(\cdot) = \frac{1}{u'(\cdot)}$ 时，式（59）、（60）及（62）意味着：

$$s_i = \psi\left[\mu^\alpha + \gamma^\alpha \frac{p_i'(a)}{p_i(a)}\right] \tag{66}$$

$$w_{ij} + t_{ij} = \psi\left[\mu^\alpha + \gamma^\alpha \frac{p_i'(a)}{p_i(a)} + \lambda^\alpha \frac{q_j'(b)}{q_j(b)}\right] \tag{67}$$

当假设 4 成立时，$u(\psi(\cdot))$ 是凸的，应用詹森不等式，可得引理 3 结论。

由式（59）和（61），可得：

$$\mu^\alpha + \gamma^\alpha \frac{p_i'(a)}{p_i(a)} + \lambda^\alpha \frac{q_j'(b)}{q_j(b)} = \mu^\beta + \gamma^\beta \frac{p_i'(a)}{p_i(a)} + \lambda^\beta \frac{q_j'(b)}{q_j(b)} \tag{68}$$

（65）式意味着在均衡时两个委托人各自的工资变化率（梯

度）必须一致。结合式（58）、（59），式（62）左边可以重写为：

$$n(i) = \left(-\frac{u(s_i)}{u'(s_i)} - K\right) + \sum_j \left\{\left[-t_{ij} + \frac{u(w_{ij} + t_{ij})}{u'(w_{ij} + t_{ij})}\right] q_j(b)\right\}$$

(69)

借鉴 Baiman 和 Demski（1980）和 Dye（1986）的标准推理过程，假定 i 是连续的，激励报酬是 i 的可微函数，那么 $n(i)$ 的微分为：

$$n'(i) = \left(-s_i' + \sum q_j w'_{.j}\right) + \frac{uu''s_i'}{(u')^2} + \sum_j q_j\left[-\frac{uu''(w'_j + t'_{.j})}{(u')^2}\right]$$

(70)

由引理 2*，$s_i' > 0$，$(w'_j + t'_j) > 0$，对式（63）微分，可得：

$$\frac{u''(s_i)s_i'}{[u'(s_i)]^2} = \frac{u''(w^{ij} + t^{ij})(w'_{.j} + t'_{.j})}{[u'(w_{ij} + t_{ij})]^2}$$

(71)

将（70）式带入（69）式中，得：

$$n'(i) = \left(-s_i' + \sum q_j w'_{.j}\right) + \frac{u''(s_i)s_i'}{[u'(s_i)]^2}\left[-u(s_i) + \sum_j q_j(b)u(w_{ij} + t_{ij})\right]$$

(72)

我们希望随着产出 i 的增加，相机监管的概率 $n(i)$ 增大，即 $n'(i) > 0$。根据式（62），这意味着在某些 $i > \hat{i}$ 产生的情形下，由于发生的概率很小，任务 B 仍然不能被监管（因此也不能被奖励或惩罚）。因此我们要设定一个合适的上尾随机监管成本 K，以保证只要 $i > \hat{i}$，上尾随机监管就会发生，根据引理 3 和已设定的假设，（62）式右边的第二项为正。那么为保证 $n'(i) > 0$，需要有：

定理 2：非下尾监督：如果 $-s_i' + \sum q_j w'_{.j} \geqslant 0$ 成立，那么可以保证 $n'(i) > 0$。因此，$\hat{i} < i$ 意味着 $n_{\hat{i}} \leqslant n_i$。

Bernard（1999）的研究结论已经表明当委托人完全合作时，有 $-s_i' + \sum q_j w_j' = 0$ ，当然这只是共同代理中的特例。当 $-s_i' + \sum q_j w_j' > 0$ 时，当且仅当委托人 B 评价监督任务 B 比合作时更为频繁，委托人 A 才会由于委托人 B 的介入，而对代理人提供强激励。这种场景更保证了 $n'(i) > 0$ 。但事实上我们只需要满足定理 2 中的最低要求，即两个委托人合作，委托人 A 需要付出的激励报酬只需要达到：

对于所有的 j ，$w_{ij} = s_i$ 　　　　　　　　　　　　　　（73）

（73）式意味着在多委托人合作时，相机监管的机制是，无论公益性产出的是否可观测（即是否达到经济性目标的阈值，而对任务 B 进行相机监管），委托人 A 的激励报酬都是不变的。即委托人 A 只需要根据自己的任务 A 去设计激励计划，而不需要像在线性激励机制下，需要考虑任务之间的替代性。并且，在多委托人合作时，可以通过一个相对较低的激励报酬方式（ $-s_i' + \sum q_j w_j' = 0$ ）来取得对两项任务的高能激励。当然，如果在相机监管机制下，委托人之间不能合作，他将付出更高的激励报酬，但仍能实现高能激励，但此时是否能观测到公益性产出将会对经济性目标的委托人的激励报酬额度有影响。

5.4.4　相机监管机制的局限性及拓展

相机监管机制在公司治理、政府管理、创新管理等方面有着广泛的应用。McCubbins 等（1987）对政府政策实施监管而提出的"应急监管"机制实际上就是一种相机监管机制。公司治理中的内部审计、人力资源测评中的个性化测试以及许多其他类型的主观评价都是相机监督或评价的方式，Baiman 和 Demski（1980）发现当代理人的效用函数为绝对风险规避系数不变时，最优的相机监管机制可以是上尾或下尾监督，Dye（1986）和 Jewitt（1988）刻画了一个下尾最优相机监管的模式。当然，Lambert（1985）和 Young（1986）指出，最优权变监管也可以不只是单尾监管，也可能是双尾监管。但同时从上节的分析可知，相机监管均衡的达成需要较强的约束性条件。我们需要在公立医院相机监管中关注以下方面：

（1）相机监管成本 K 的范围。具体到公立医院监管，公益性目标的监管具有较高的成本，尤其是在我国的公立医院改革过程中，尚缺乏一个统一和标准的公益性定义，从而公益性目标考核结果的准确性和一致性都很难保证。另外，由于缺乏统一标准，导致公益性考核结果的波动，这可能使得公益性考核的结果被经济性目标的监管者操纵，如在是否应该实施相机监管、公益性目标考核后的激励和惩罚额度上都会导致再谈判。

（2）经济性目标 A 与公益性目标 B 的特征是什么，如何进行识别和评价。首先对经济性目标进行全程监管时，选择哪些指标进行评价，对公益性目标实施相机监管时，选择哪些指标进行评价，这两类指标的关系是什么，如长期与短期经济性目标指标的选择，患者范围内的公益性与全社会范围内的公益性的考虑等。

（3）实施相机监管的门限值的确定。相机监管的实施与否依赖于门限值，而门限值受到多个因素的影响，包括代理人的内生能力、经济性报酬的大小、公益性目标的价值等，确立一个恰当的门限值才能保障相机监管中代理人的期望收益为正，从而保证相机监管的个体理性约束。另外，由于信息不对称，代理人的能力类型可能未知，这也会导致门限值的变化。

（4）合作监管是否能够保证。即使任务间的关系由替代转换为互补，仍不能保证委托人之间的合作，那么这可能导致委托人的激励比合作时要高，委托人的收益会相对减少。委托人间不能合作的原因之一在于合作收益的有效分配问题[①]，因此，制定有效的合作收益分配方式能够保证委托人之间的合作和高收益。

当然，需要指出的是，在多委托人多任务框架下，存在多种类型的公立医院激励与监管体制设计，相机监管机制是其中的一种。在设计公立医院监管机制的过程中，对中国特殊场景进行模型化，是进行机制设计需要考虑的一个重要因素。

5.5　改进公立医院监管体制的实施策略

我们分析了在不同条件下，具有多委托人与多任务特征的委托代理关系的公立医院监管体制的最优、次优及第三优均衡，与最优均衡相比，次优及第三优均衡均是不能让监管者满意的激励强度，因此，我们需要采取措施改进激励力度，提升监管水平。

我国的公立医院监管现状是在改革开放后的经济体制改革背景下，经济性目标和公益性目标监管失衡，公立医院在经济性目标上的过度追逐挤压了公益性目标的实现空间，甚至利用公立医院的公立优势去过度追逐经济利益，导致公立医院被赋予的公益性质并没有被很好地实现。根据我国公立医院的发展现状和前述对各种类型激励的特征分析，我们可以从以下几个方面进行有效激励方式的提升。

[①]　Bernheim 和 Winston（1986）指出，线性激励计划中的合作难题之一也是合作收益的有效分配。

5.5.1 构建协调机制

无论是采用基于结果的线性激励方式还是非线性激励方式，以及无论是采用静态博弈以及序贯博弈的方式，合作或者是联合的均衡结果均优于不合作时的结果，因此我们需要构建相应的协调机制，以促进不同监管者之间能够开展合作。

协调的方式有多种。Cooper（2002）将协调分为自我协调和第三方协调。自我协调是博弈参与人内部的协调方式，博弈参与人的合作和共谋都属于自我协调。第三方协调指成立或委托新的第三方机构进行博弈各方的协调。政府规制中常见的规制者协调机制主要有：

（1）在规制者之间建立信息沟通和交流渠道，实现自我协调。共同代理中的信息不对称一方面指监管者和被监管者之间的信息不对称；另一方面，监管者之间也存在信息不对称。而在共同代理中，监管者之间的信息不对称可能被代理人所利用，代理人会加强自身的信息优势，而加强自己的道德风险行为。因此，不同管制者也意识到这一点，他们也有积极性在不同部门之间搭建有效的信息沟通和交流渠道。其具体措施包括建立固定的信息交流及通报机制、建立定期的多边会议和紧急磋商机制、建立各方人员的交流机制。

（2）建立独立的协调机构。由于存在刚性约束和正式制度，政府管理中的自我协调失败大量存在。减少自我协调失败的一个措施即建立独立的协调机构，通过制度化的形式建立独立第三方来实现沟通和协调的强制性。建立这一机构的关键在于协调机构相对于各个监管者的权威性和独立性，只有具有这样的特征，这一第三方协调机构才能真正良好运转。具体措施可包括由协调机构建立信息共享平台、由协调机构组织召开各部门参与的协调会议、协调机构建立应对突发事件的紧急磋商机制和应急处理程序。

具体到我国的公立医院监管中，2008 年，国务院成立了国务院深化医药卫生体制改革领导小组。由领导小组统筹协调医疗改革中的各类重大问题。根据国办发〔2008〕132 号《国务院办公厅关于成立国务院深化医药卫生体制改革领导小组的通知》，其组长是由当时主管卫生工作的李克强副总理担任，联合了包括发改委、卫生部、财政部等 20 个部委的人员。国务院深化医药卫生体制改革领导小组办公室工作由发展改革委承担，由时任发改委副主任的张茅兼任办公室主任，办公室主要职责即为提出医疗改革中的政策和措施等。领导小组由副总理统帅，并联合了涉及公立医院方方面面的各个部位，在医疗改革及公立医院的改革过程中，领导小组起到了积极地沟通协调作用。但同时也需要注意到，无论是领导小组办公室由最初的发改委承担，还是 2013 年机构改革后领导小组办公室由发改委正式转为由卫生部（现卫计委）体制改革司承担，监管协调机构的独立性都需要加强。

5.5.2　监管机构和任务合并

Dixit（1997）指出，解决公立机构激励效率的一种方法是尽可能地把利益一致的委托人（监管机构）合并到一起，这样可以在组织内部共谋。并可能通过下放权力到地方政府获得这一效果，因为他们更了解不同机构和任务之间的性质。

通过将利益一致或类似的监管者合并，减少了监管者数量，根据 Dixt（1996）的结论，低能激励与监管者数量 n 成反比，因此这样至少可以提高当激励方式处于第三优低能激励时的激励强度。另外，监管者的合并把信息沟通的方式由监管机构之间的沟通演化为单个监管机构内部沟通，即面对同类型任务时，由多委托人多任务框架演变成为单委托人多任务框架，这也降低了委托代理问题的复杂性。而利益一致的监管者的监管任务一般具有互补性，通过将互补性带来的正外部性内化，也将增强合并后监管机构的收益。

我国近年来一直在做政府部门的精简工作，如改革开放以来实施了多起部委和部委之间的重组、合并以及精简等，都是基于对类似政府职能合并的结果，如原国内贸易部与对外贸易部的功能逐渐合并为商务部等。当前我国积极推行大部制改革，而李玲与刘俊在 2006 年就提出医疗卫生"大部制"改革的方向，2013年，我国在卫生领域实施了卫生部和国家计生委合并，成立新的国家卫生与计划生育委员会，这也有力地推动了我国在大健康事业领域的监管，使得我国的卫生监管机制朝着建立大健康部或国家健康委员会又迈进了一步。当然，我国医疗改革及公立医院监管的大部制还有很长的路要走，如医疗保险的监管部门分散，在城镇，城镇职工和居民医疗保险当前由人社部负责进行管理；而对于农村，卫生部则负责覆盖新型农村合作医疗的管理。为保证激励的高效，应尽量使类似任务的监管机构合并。

5.5.3　监管监管者

在委托—代理模型中，我们一般都假定委托人——监管者是社会福利的代表者，但现实中，社会公众与监管者之间也构成了一种委托—代理关系，因此，在真正的委托人—监管者—代理人之间的关系中，Strausz（1997）指出，可能存在监管者与代理人的共谋，从而使得社会福利最大化的代表者偏倚。另外，根据芝加哥学派的规制俘获理论，监管机构也有可能被利益集团规制俘获，使得监管者的政策有利于被管制对象，而与社会公众利益最大化目标相背离。因此，为保证正确的激励措施，我们需要对监管者进行监管。

龚明华等（2011）提出了如何监管监管者的 6 个方面的机制。包括建立委托人与监管者之间的最优契约、构建监管者声誉机制、构建合理的监管者的信息披露制度、对监管者的监管行为进行成本—收益分析、构建监管激励机制、构建监管者问责制度等。

Dixit（1996）提出了为达到提高不能完全联合的委托人的激励强度，可采取限制监管者的行为以提高激励强度。其具体措施包括，在多委托人多任务框架下，限制监管者的信息获取，每一类监管者只能准确获取与自己监管内容相关的信息，而无法（或只能成本过高的）获取其他类型任务的实现信息（如其他目标的产出绩效），因此每一个委托人都不可能观察到属于其他委托人的产出，此时即使是委托人之间为替代关系，他也无法准确地对其他监管人对代理人的激励产生负外部性。另一种方法是限制监管者行为的方式是即使其他委托人的产出情况是可观测的，也禁止委托人根据其他委托人的产出情况采取任何行动。

在公立医院的监管中，我们同样可以采取上述措施对公立医院的行为实施限制，包括对监管者信息获取的规范，如经济性目标的监管者不能对公益性目标监管者的激励措施进行干扰，构建对各类公立医院监管者的问责制度，包括与立法机关、司法机关、行政机关建立相应的问责惩罚机制。

5.5.4　改变任务之间的关系

在前述分析中，我们可以看出，共同代理博弈模型中，难以实现多个委托人多任务场景下监管高效的最大障碍在于任务之间的替代关系，由于任务之间的替代关系，根据代理人的个体理性约束，导致代理人只能把有限的努力程度投入到某一类目标的实现中去，而导致其他类型的目标难以实现或者只能实现低目标。

（1）建立公益性目标与长期经济性目标的互补关系

我们在上节分析中已经利用相机监管机制构建了一个将公立医院的经济性目标和公益性目标之间的替代关系转换为互补关系的相机监管机制，但该模型有很多实施条件。难以保证在所有场景下公立医院的监管都能满足此条件。另外，我们从时间的角度来分析经济性目标与公益性目标的关系变化，根据第四章的分析，长期或短期的公益性措施对短期的经济性目标是替代关系，但长期或短期的公益性措施对长期的经济性目标则可能是互补关系。

因此，在公立医院的监管中，我们需要在经济性目标与公益性目标考核的指标选择上，为达到两类目标都可能高效实现，可在经济性目标的考核中，尽量多选择长期的经济性目标的指标，如资产性指标，而一些短期目标，如收入性指标，则尽量少选取。而在公益性目标的考核中，则长期与短期指标相结合进行选择。

（2）建立客观绩效与主观绩效评价结合的关系契约绩效评价机制

关系契约是与正式契约相对应的一种契约方式，大部分研究均认为关系契约与正式契约之间是互补关系（如 Poppo 和 Zenger，2002；Liu et al.，2009）。Baker et al.（2002）认为，关系契约是一种基于重复博弈的长期性契约关系，如果交易结果在交易结束时不可被第三方准确验证，则通常需要通过关系契约来完成此交易。Baker，Gibbons 与 Murphy（1994）指出，上级根据个人主观判断来评价下级的工作业绩是管理实务中普遍存在的现象。

李治国（2007）对正式契约与关系契约的关系进行了分析，

两者有效结合可以降低激励扭曲，因此在激励合同的设计过程中可以对两种契约方式进行综合使用。赵晓东等（2006）指出，在多任务委托代理的场景下，尤其是在针对不同任务（或单项任务的不同维度）业绩指标的测量误差存在差异时，显性激励合约往往会引导代理人错误地配置自己的努力。因此，主观绩效评价不仅能弥补客观绩效评价的不足，还能够有利于显性激励的发挥。Baker，Gibbons 与 Murphy（2001）分析了正式契约（基于客观业绩）与关系契约（基于主观评测）共存情形下的激励效果，结果显示关系契约与正式契约相结合控制了委托人违背承诺的诱因，以及降低了委托人对代理人的激励扭曲。

对于公立医院需要同时实现的经济性目标与公益性目标来说，经济性目标容易测量且被第三方证实，而公益性目标则具有时期长、准确测量困难、难以被第三方证实等特征，因此，单纯的采取客观绩效的正式契约去评价和考核这两类目标，难以取得良好的效果。Baker（1994）提出了主观评价机制，这种机制也为目标之间的关系转换提供了机会，我们并不是单纯对某一类目标实施主观或客观考核，而是把两类目标的考核以主观和客观混合的方式进行，通过对客观绩效评价各个指标的主观加权，使得激励报酬与客观绩效的关系模糊，Bernard（1999）提出的方案是在线性激励机制的激励系数上加上一个主观评价系数，即 $R(\pi_1, \pi_2) = \alpha + \lambda(\beta^T \pi)$，其中 $\lambda \in (0,1)$ 为主观评价系数。

除以上实施策略外，还有一些其他的可能途径去改进公立医院的监管体制。如构建出有效的合作收益分配机制，所有的研究都表明委托人合作时的福利大于不合作时，但 Dixit et. al（1997）的研究表明，委托人会因为对总收益的分配而进行合作后的竞争，导致囚徒困境，直至合作破裂，即委托人合作的总结果是有效的，但是剩余的分配却是非帕累托最优。这需要我们对合作收益分配机制进行进一步的研究。声誉机制在多任务激励中也能发挥巨大作用，短期的公益性目标难以准确考核，但随着时间的延长，长时间内公益性目标的结果会逐渐显现。并且，Dixit（1997）指出，代理人可被设计成每一部分只做一块任务，从而减少委托人的外部性，即公立医院可以被分拆设计成只执行经济性目标的医院和只执行公益性目标的医院，当然这种措施还需要诸多的条件约束。另外，在公共机构中，一些非直接（物质）激励方式，包括长期职业生涯、职业精神、为公众服务的意识等，也是激励公立医院员工积极努力工作的动因。

5.6　小结

本章首先介绍了公立医院监管机制设计中所涉及的几个基准模型，包括单委托人单代理人模型、多任务模型以及共同代理模型。然后对公立医院多委托人多任务特征进行了分析，得出我国公立医院的现实特征是在多个部委的监管下实施多类任务，根据上一章的梳理，我们将其归类为经济性目标和公益性目标。在此基础上，我们首先分析信息对多任务共同代理均衡的影响，在完全信息、不完全信息但委托人合作、不完全信息且委托人间不合作三种情况下，分别得到公立医院激励的最优、次优及第三优均衡。然后，我们分析了静态博弈、序贯博弈对多目标实现的影响。并指出 Hormstorm 和 Milgrom（1991）和 Dixit（1996）使用线性激励性监管方式只能得到低能激励的结果，对公立医院的多委托人多目标监管提出了相机监管机制，这种对一类任务实施全程激励、对另一类任务实施上尾相机监管的方式，有效地克服了导致低能激励的根本原因——目标之间的替代性，通过将目标之间的替代关系有效的转换为互补关系，从而保证了公立医院多委托人多目标监管中高能激励的持续。最后，根据我国的现实场景，提出了改进公立医院监管体制的具体实施措施。

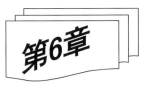

研究结论及展望

公立医院是我国医疗服务的主体，也是当前医疗改革的重点和难点。在公立医院同时受到多个部委监管和需要同时执行多项任务的场景下，如何设计出高效的公立医院激励与监管机制，是缓解和根除我国当前看病贵、看病难、医患关系紧张等医疗服务领域难题的重要手段。

本书通过对多委托人共同代理、医疗改革及利益集团的综述，对我国的公立医院监管体制演进进行分析和国际比较，并对改革开放以来我国医疗服务及公立医院的动态绩效进行了实证分析、对当前我国公立医院改革试点地区进行了案例归纳和总结，在此基础上，分析了不同信息条件下、不同博弈时序下，公立医院激励与监管的均衡结果，并提出了一种实施公立医院多委托人多任务监管的相机监管机制。

本章的主要内容是总结全书研究结论，给

出相应的政策建议；并指出本研究当前存在的不足以及可能的改进空间，在此基础上对可能的研究方向进行了阐述。

6.1　主要结论与政策建议

在对我国公立医院激励与监管的发展梳理、公立医院绩效的实证研究、公立医院监管的理论设计等分析的基础上，本书得到以下主要结论和政策建议。

第一，在我国公立医院的多委托人多任务监管现实下，公立医院在经济性目标与公益性目标的平衡发展上起到关键作用。我们通过不完全契约的理论框架，检验了医院的产权性质对两类目标努力差异的影响，并利用不同类型的支付方式对研究结论进行了敏感性检验，研究结论显示所有权及支付方式的选择决定了医院行为，这对我国当前某些公立医院改革试点地区进行的公立医院产权改革是一个理论相应，同时，我们逐渐开展医疗服务支付方式改革，两者之间的互动结合以及对公立医院的经济性与公益性目标实现的影响分析，具有重要的现实意义。

相应的政策建议是：对于公立医院的多目标监管，需要结合多种付费方式改革，根据不同的医疗服务类型（如基本医疗服务、高端医疗服务），实施差异化监管策略，有针对性地制定监管措施。

第二，对我国医疗服务的实证研究结果表明，我国当前的医疗服务投入产出模式逐步改变，不再仅仅聚焦于硬件的投入产出效率，已经开始注意提高卫生服务的效率，尤其是公益性目标所关注的卫生服务质量的效率。通过使用链式网络共同前沿马奎斯特—卢恩伯格指数方法，得出整体效率、硬件投入产出的一阶段效率、服务投入产出的二阶段效率，并通过对整体效率进行分解得出两阶段的生产过程效率差异明显，动态效率显示一阶段的硬件产出效率减小而二阶段的服务效率逐年上升；但东中西部各地区效率差异明显，并存在效率差距会持续存在并可能加大的可能。

相应的政策建议是：我国当前仍然存在看病难的问题，因此需要继续加大硬件投入，但医疗投入的模式需要改进，即注重硬件产出效率与服务产出效率的平衡，另外，中西部地区需要加大对卫生投入等民生问题的投入，包括资金投入和人才培养，以追赶东部地区的产出效率，实现全国层面的收敛，同时，中央政府层面也需要加大对中西部的卫生投入财政转移。

第三，对我国当前的公立医院监管及试点地区公立医院改革模式分析表明，我国开展了多种公立医院监管方式探索，但经济性目标和公益性目标失衡的事实仍然存在。我国的公立医院改革在改革开放后强调经济增长的大背景下，通过放权让利等方式，强化了经济性目标，同时也弱化了公立医院在公益性目标上的投入。不同的改革试点地区采取了多种方式强化公益性目标的投入，试点结果表明，要取得良好的监管效果，必须进行公立医院监管机制的再设计。

相应的政策建议是：新一轮的医疗改革中，公立医院的激励和监管作为中心环节，要做好公立医院的多目标同时良好实现，必须在整个医药卫生行业的背景下，对药品制度、支付制度、转诊制度、保险制度等进行系统设计，以缓解或转化经济性目标和公益性目标的替代关系，破除公立医院当前通过医疗服务过程的收入来实现经济性目标，以经济性目标来挤压公益性目标的实现空间。

第四，通过对公立医院监管制度的再设计表明，在多委托人多任务的框架下，通过单纯的线性激励方式难以实现对公立医院在多目标上的高能激励，通过引入一种相机监管机制，以实现经济性目标和公益性目标的关系转化，保证公立医院有动力在两类目标上积极投入。

相应的政策建议是：我国当前的通过与绩效线性挂钩的公立医院多目标监管方式并非最优方式，因此，可以采取多种措施进行公立医院激励和监管，引入包括协调机制、主观评价与客观评价结合等多种具体措施对公立医院的监管方式进行改进。

6.2　研究展望

本书分析了现实背景下，我国公立医院的激励与监管措施，从理论与实证角度对公立医院的发展、监管现状及监管机制设计进行了研究。但是医疗改革以及公立医院是一个世界性难题，无论是全世界最发达的美国，还是像中国这样的发展中大国，以及其他一些不同类型的国家，医疗改革均是各国社会发展中急需解决的重大问题和重大难题。因此，在研究和写作过程中囿于作者能力和客观条件的限制，本书还存在着诸多的不足和需要进一步深入研究的内容。

首先，本书基于宏观统计年鉴数据对我国以公立医院为主体的医院绩效进行了评价和分析，得出了公立医院发展过程中的一些研究结论。但由于数据所限，本书缺乏基于公立医院个体为样本的微观数据进行实证分析和检验，虽然对我国公立医院改革的试点地区进行了典型案例分析，但缺乏试点地区的公立医院微观数据样本，由此也缺乏在此基础上进行的数据对比。因此，对试点地区和未试点地区公立医院绩效进行微观计量分析是下一步的研究方向。

其次，本书综述及初步分析了利益集团如何影响公立医院的规制者，以及对公立医院在不同目标上的努力分配的影响。但由于难以获取我国不同利益群体活动的相关数据，本书也没有开展对利益集团如何影响规制者的实证分析，事实上，正如书中所阐述，药品生产、流通集团、商业保险公司等作为影响能力较强利益集团，已经对我国的医疗改革及公立医院改革产生了不同程度的影响，同时，消费者作为一个未有效组织起来的潜在利益集团，如何组织和发挥他的作用和影响，也是需要进行思考的。另外，我们设定监管者始终忠实的代表社会福利最大化的方向，并未考虑监管者被利益集团规制俘获的问题。

再次，本书打破通常使用的基于绩效的线性激励方式，提出了公立医院多目标监管的相机监管机制，对具有替代性的两类服务进行了关系转换。但随后的充分条件分析表明，相机机制的实施需要一定的条件，基于中国的现实场景，相机监管机制如何在我国的公立医院激励与监管实施过程中应用，需要对各类参数如何设定，以及其他利益相关方的配套机制如何，都是下一步需要进行研究的问题。

然后，我们是从中央政府部门的角度去分析和考虑公立医院的激励和监管，我国的公立医院监管体系中，还存在一个层级问题，即不同层级（如卫生部、卫生厅、卫生局、卫生站）的多重监管问题。当然，这就演化为多委托、多目标多层级规制问题了，进一步加大了问题的复杂性。同时，监管体制的实施策略中，限于作者的能力和篇幅，本书也未对声誉机制、关系契约、最优合作收益分配原则等方法进行细致的描述和设计。

参考文献

1. 北京大学中国卫生发展研究中心:《卫生发展瞭望》,2011年,http://www.cchds.pku.edu.cn/index.php/zh/publication? start=40。

2. 陈东、程建英:"我国农村医疗卫生的政府供给效率——基于随机生产边界模型的分析",《山东大学学报(哲学社会科学版)》,2011年第1期,第64–73页。

3. 陈健、胡家勇:"政府机构设置:集中还是分立",《河北经贸大学学报》,2013年第4期,第42–46页。

4. 陈竺、高强:"走中国特色卫生改革发展道路,使人人享有基本医疗卫生服务",《求是》,2008年1月,第17–23页。

5. 程广德、葛余兆:"公立医院公益性质淡化原因与实现途径",《卫生经济研究》,2006年第11期,第22–26页。

6. 程红群、陈国良、蔡忠军:"自卫性医疗行为研究进展",《卫生软科学》,2003年第2期,第18–21页。

7. 程红群、商斌、马海泉:"医生自卫性医疗行为调查分析",《解放军医院管理杂志》,2004年第11期,第573–574页。

8. 蔡江南:"英国'恐怖医院'的根源在于'政府失败'".[2013–03–18].http://www.xygpl.com/contents/5/4631.html。

9. 程云鹤、齐晓安、汪克亮:"基于技术差距的中国省际全要素CO_2排放效率研究",《软科学》,2012年第12期,第64–69页。

10. 戴伟、何平平:"垄断竞争条件下的医生引致需求与质量提供：模型与模拟"，《健康必读》，2008 年第 3 期，第 34 – 38 页。

11. 董四平等："第三方医疗质量监管体系的探索与实践：基于海南省医院评鉴中心的研究"，《中国卫生质量管理》，2011 年第 11 期，第 9 – 13 页。

12. 邓大松、徐芳："自利性与公益性：公立医院改革的困境与突破——基于相关文献的内容分析"，《江汉论坛》，2012 年第 9 期，第 64 – 70 页。

13. 邓伟、闫双剑："政府的多重委托人性质与我国规制体制改革的取向"，《江淮论坛》，2006 年第 5 期，第 69 – 73 页。

14. 段秀芳："关于中国'利益集团'的概念辨析"，《中共南京市委党校南京市行政学院学报》，2008 年第 3 期，第 25 – 28 页。

15. 杜一鸣："我国城镇公立医疗机构改革方向分析——不完全合约理论的初步应用"，上海交通大学硕士论文，2007 年，第 33 – 43 页。

16. 冯斌："社会效益的最大化与适度经济效益的统一"，《中国卫生经济》，2001 年第 3 期，第 37 – 39 页。

17. 方鹏骞、吴少玮："基于利益相关集团的我国公立医院筹资机制分析"，《中国社会医学杂志》，2010 年第 4 期，第 80 – 82 页。

18. 高强："着力解决群众看病难、看病贵问题"，《求是》，2009 年 5 月，第 27 – 31 页。

19. 国家卫生和计划生育委员会：《2012 年我国卫生和计划生育事业发展统计公报》。

20. 龚明华、刘鹏飞："监管监管者的理论基础及主要机制研究"，《国际金融研究》，2011 年第 3 期，第 74 – 82 页。

21. 国务院：《国务院关于促进健康服务业发展的若干意见》。

22. 国务院：《国务院关于印发卫生事业发展"十二五"规划的通知》。

23. 国务院医改办调研组："公立医院改革情况调研"，《宏观经济管理》，2013 年第 2 期，第 21 - 23 页。

24. 国务院医改办：《全国深化医药卫生体制改革三年总结报告》。

25. 国务院：《医药卫生体制改革近期重点实施方案（2009 - 2011 年）》。

26. 顾昕：《走向全民医保：中国新医改的战略与战术》，中国劳动社会保障出版社 2008 年版，第 18 - 25 页。

27. 葛延风："关注公立医院改革顶层设计"，《中国卫生人才网络版》，2012/02/08。

28. 韩华为："个体医疗需求行为研究综述"，《经济评论》，2010 年第 4 期，第 146 - 154 页。

29. 韩华为，苗艳青："地方政府卫生支出效率核算及影响因素实证研究"，《财经研究》，2010 年第 4 期，第 4 - 15 页。

30. 韩华为："中老年患者门诊需求行为及其决定因素——来自浙江、甘肃两省的经验证据"，《中国人口科学》，2010 年第 5 期，第 18 - 26 页。

31. 韩松，魏权龄："网络 DEA 模型的生产理论背景"，《经济理论与经济管理》，2012 年第 4 期，第 40 - 46 页。

32. 胡善联："再造公立医院体系"，《中国卫生》，2011 年第 7 期，第 5 - 6 页。

33. 姜大尉："供应链系统中的共同代理问题研究"，《物流技术》，2006 年第 1 期，第 62 - 64 页。

34. 蒋祥虎：《公立医院运行机制改革创新研究》，中国经济出版社 2005 年版。

35. 井永法："政府在公立医院回归公益性改革中的主导作用探析"，《中国行政管理》，2011 年第 6 期，第 71 - 75 页。

36. 李斌："公立医院社会责任现状实证研究——兼论'看病难、看病贵'的医院因素"，《统计研究》，2013 年第 4 期，第 57 - 62 页。

37. 吕国营、薛新东："卫生经济学中供方诱导需求命题研究评述"，《经济学动态》，2008 年第 9 期，第 95 - 101 页。

38. 李晗："公益性导向的公立医院监督机制研究——以 16 个改革试点城市为例"，《中国卫生经济》，2012 年第 1 期，第 13 - 17 页。

39. 李克强："不断深化医改，推动建立符合国情惠及全民的医药卫生体制"，《求是》，2011 年第 22 期，第 3 - 10 页。

40. 李玲：《健康强国：李玲话医改》，北京大学出版社 2010 年版，第 87 - 96 页。

41. 李玲："公立医院改革需顶层设计"，《每日经济新闻》，2011/11/31。

42. 李玲："让公立医院回归社会公益的轨道"，《求是》，2008 年第 7 期，第 56 - 59 页。

43. 李玲等："公立医院的公益性及其保障措施"，《中国卫生政策研究》，2010 年第 5 期，第 7 - 12 页。

44. 李玲、江宇等：《中国公立医院改革问题、对策和出路》，社会科学文献出版社 2012 年版，第 17 - 28 页。

45. 李璐："基于激励规制理论的我国公立医院政府监管模式研究"，华中科技大学博士论文，2012 年，第 123 - 134 页。

46. 李卫平等："我国公立医院的治理结构分析"，《中国医院管理》，2005 年第 8 期，第 19 - 23 页。

47. 李淮涌等："公立医院经济运行博弈分析和机制选择"，《解放军医院管理杂志》，2010 年第 5 期，第 428 – 431 页。

48. 李晓阳等："我国医疗市场供给诱导需求实证分析"，《中国软科学》，2009 年第 S1 期，第 215 – 220 页。

49. 李治国："激励过程中的正式契约与关系契约：一个综述"，《产业经济研究》，2007 年第 3 期，第 62 – 67 页。

50. 刘广彬："卫生经济的微观运行机制——供给诱导需求理论述评"，《现代经济探讨》，2009 年第 3 期，第 85 – 89 页。

51. 刘海英、张纯洪："中国城乡卫生经济系统投入产出动态效率的对比研究"，《农业经济问题》，2010 年第 2 期，第 44 – 54 页。

52. 刘自敏、张昕竹："团队生产方式下医疗服务支付方式与医患间最优委托权配置"，《中国社会科学院研究生院学报》，2012 年第 5 期，第 35 – 42 页。

53. 刘自敏、张昕竹："我国政府卫生投入的动态效率及其收敛性研究——基于修正的 Malmquist 指数法"，《软科学》，2012 年第 12 期，第 50 – 56 页。

54. 刘自敏、张昕竹："医改焦点：供给方诱导需求研究综述和展望"，《规制与竞争前沿问题》，中国社会科学出版社 2012 年版，第 77 – 89 页。

55. 毛正中、蒋家林："我国诱导需求的数量估计"，《中国卫生经济》，2006 年第 1 期，第 65 – 68 页。

56. 保罗·J. 费尔德斯坦：《卫生保健经济学（第四版）》，经济科学出版社 1998 年版，第 13 页。

57. 饶克勤："谈我国公立医院改革的顶层设计"，《中国卫生人才网络版》，2012/02/08。

58. 让·雅克·拉丰、大卫·马赫蒂摩：《激励理论：委托—代理模型》，中国人民大学出版社 2001 年版，第 88 - 101 页。

59. 孙春玲："基于共同代理框架的项目经理授权赋能研究"，《建筑经济》，2012 年第 6 期，第 31 - 34 页。

60. 沈坤荣、马俊："中国经济增长的'俱乐部收敛'特征及其成因研究"，《经济研究》，2002 年第 1 期，第 33 - 39 页。

61. 孙洛平："政府办医院经营目标的实证检验"，《中山大学学报（社会科学版）》，2013 年第 3 期，第 202 - 208 页。

62. 舍曼·富兰德、艾伦·古德曼、迈伦·斯坦诺：《卫生经济学》（第三版），中国人民大民出版社 2001 年版，第 18 - 22 页。

63. 石光等："中国公立医院社会功能相关政策的演变"，《中国卫生资源》，2003 年第 1 期，第 3 - 6 页。

64. 史小龙、董理："利益集团政治影响的经济学分析：一个理论综述"，《世界经济》，2005 年第 10 期，第 71 - 79 页。

65. 佟珺："政府规制与医疗卫生服务供给的有效性：基于中国医疗体制改革的研究"，复旦大学博士论文，2009 年，第 57 - 67页。

66. 田磊磊：《北京：公立医院考核 着重公益性》。[EB/OL] http：//www. medlive. cn/all/info - news/show - 41280_ 97. html。

67. 谭融："美国的利益集团政治理论综述"，《天津大学学报（社会科学版）》，2001 年第 1 期，第 7 - 13 页。

68. 唐松林："多委托人框架下政府规制问题研究评述"，《经济学动态》，2010 年第 5 期，第 112 - 117 页。

69. 汤玉刚："论政府供给及其效率：财政转型的政治经济学"，复旦大学博士论文，2006 年，第 101 - 112 页。

70. 皖河："利益集团、改革路径与合法性问题"，《战略与管理》，2002 年第 2 期，第 1 – 8 页。

71. 王兵、朱宁："不良贷款约束下的中国银行业全要素生产率增长研究"，《经济研究》，2011 年第 5 期，第 32 – 45 页。

72. 王炳毅："政府医疗管制模式重构研究"，西南财经大学博士论文，2008 年，第 51 – 61 页。

73. 王凡、温小霓："医疗供方诱导需求理论及其在我国的实证研究"，《中国卫生经济》，2007 年第 3 期，第 7 – 11 页。

74. 王虎峰：《公立医院改革试点评估报告（发布稿)》。

75. 王虎峰："我国卫生医疗体制改革 30 年的进程"，《发展和改革蓝皮书》，社会科学出版社 2008 年版，第 89 – 100 页。

76. 王虎峰："医改周期——基于 15 国百余年医改事件的结构化分析"，《经济社会体制比较》，2012 年第 4 期，第 32 – 43 页。

77. 王虎峰：《中国新医改现实与出路》，人民出版社 2012 年版，第 3 – 12 页。

78. 王俊：《政府卫生支出有效机制的研究——系统模型与经验分析》，中国财政经济出版社 2007 年版，第 212 – 223 页。

79. 王俊豪：《管制经济学原理》，高等教育出版社 2007 年版，第 3 – 4 页。

80. 王箐，魏建："竞争、医疗保险与宏观医疗效率——基于 DEA 模型的两阶段分析"，《经济问题》2013 年第 4 期，第 17 – 22 页。

81. 王立成："多委托人框架下的电力产业监管模型研究"，《管理世界》，2010 年第 9 期，第 173 – 175 页。

82. 王塑峰："医疗服务领域供给方诱导需求及其治理研究"，吉林大学博士论文，2007 年，第 87 – 97 页。

83. 王绍光、樊鹏：《中国式共识型决策：开门与磨合》，中国人民大学出版社 2013 年版，第 122 – 142 页。

84. 韦潇等："公立医院监管机制改革的国际经验与启示"，《中国医院》，2011 年第 7 期，第 20 – 23 页。

85. 王小芳、管锡展："多委托人代理关系——共同代理理论研究及其最新进展"，《外国经济与管理》，2004 年第 10 期，第 10 – 14 页。

86. 王永钦、丁菊红："公共部门内部的激励机制：一个文献述评——兼论中国分权式改革的动力机制和代价"，《世界经济文汇》，2007 年第 1 期，第 81 – 96 页。

87. 王永钦："公共服务部门的所有权安排及其绩效：我们知道了什么?"，《世界经济文汇》，2008（3），第 57 – 75 页。

88. 王永钦、许海波："社会异质性、公私互动与公共品提供的最优所有权安排"，《世界经济》，2010 年第 4 期，第 85 – 101 页。

89. 辛长贺："合谋、共同代理与企业监管"，《中国外资》，2012 年 11 月（下），第 148 – 149 页。

90. 新华社：《图表：三年医改交出惠及全民的中国答卷〈深化医药卫生体制改革三年总结报告〉出台》。

91. 萧庆伦："国际难题中国求解"，《中国医药报》，2011/08/29。

92. 薛新东、赵曼："供给诱导需求研究综述"，《医学与哲学（人文社会医学版）》，2008 年第 2 期，第 50 – 53 页。

93. 徐义海："我国公立医院社会公益性缺失的根源及对策"，《卫生经济研究》，2012 年第 2 期，第 22 – 25 页。

94. 谢贞发："民营化改革的所有权结构选择"，《财经研究》，2005 年第 7 期，第 40 – 50 页。

95. 杨光斌、李月军："中国政治过程中的利益集团及其治理", 《学海》, 2008 年第 2 期, 第 55－72 页。

96. 于立宏、管锡展: "多委托人激励理论: 一个综述", 《产业经济研究》, 2005 第 3 期, 第 54－63 页。

97. 杨瑞龙、钟正生: "西方利益集团理论研究新进展", 《经济学动态》, 2008 年第 10 期, 第 83－89 页。

98. 中国共产党第十八届中央委员会: 《中共中央关于全面深化改革若干重大问题的决定》。

99. 朱恒鹏: "医疗体制弊端与药品定价扭曲", 《中国社会科学》, 2007 年第 4 期, 第 190－206 页。

100. 张剑、陈安民、王华: "公立医院岗位绩效特点理论初探", 《中国医疗前沿》, 2012 年第 13 期, 第 12－14 页。

101. 邹婧睿: "我国公立医院多元监督模式及其实现策略研究", 华中科技大学博士论文, 2012 年, 第 18－22 页。

102. 张宁、胡鞍钢、郑京海: "应用 DEA 方法评测中国各地区健康生产效率", 《经济研究》, 2006 年第 7 期, 第 92－105 页。

103. 周良荣: "医生诱导需求的经济学分析", 《广东社会科学》, 2007 年第 6 期, 第 11－17 页。

104. 赵强: 《揭秘美国医疗制度及其相关行业》, 东南大学出版社 2010 年版, 第 87－95 页。

105. 朱文武: "共同代理理论与第三方物流", 《合肥学院学报 (自然科学版)》, 2010 年第 1 期, 第 73－76 页。

106. 郑阳晖: "大型公立医院目标的多样性对其战略的影响", 《现代医院》, 2012 年第 11 期, 第 85－88 页。

107. 周海沙、李卫平: "我国公立医院的目标分析", 《中国医院管理》, 2005 年第 8 期, 第 14－19 页。

108. 周权雄: "政府干预、共同代理与企业污染减排激励", 《南开经济研究》, 2009 年第 4 期, 第 109－131 页。

109. Arrow, Kenneth J. "Aspects of a Theory of Risk Bearing". *Yrjo Jahnsson Lectures*, Helsinki, 1965.

110. Axel Gautier, Xavier Wauthy. "Teaching versus research: A multi – tasking approach to multi – department universities". *European Economic Review* 51, 2007, p273 – 295.

111. Alston, L. J.; Libecap, G. D.; and Mueller, B. "Interest Groups, Information Manipulation in the Media, and Public Policy: The Case of the Landless Peasants Movement in Brazil." *NBER Working Paper* No. 15865. 2010.

112. Baiman, S., and J. Demski: "Economically Optimal Performance Evaluation and Control Systems". *Journal of Accounting Research*, 18, 1980, p184 – 220.

113. Baker G, R Gibbons, K J Murphy. "Subjective performance measures in optimal incentive contracts". *Quarterly Journal Economics*. 1994, 109: p1125 – 1156.

114. Baker G, R Gibbons, K J Murphy. "Bringing the market inside the firm?" *American Economics Reviews Papers Proceedings*. 91: 2001, p212 – 218.

115. Baron, D. P., "Noncooperative Regulation of a Nonlocalized Externality", 1985, *Rand Journal of Economics*, 16, p. 553 – 568.

116. Barro J, Sala – I – Martin X. "Economic growth". New York: McGraw, 1995: p3 – 8.

117. Bergermann D. & Valimaki J (2003), "Dynamic common agency", *Journal of Economic Theory*, 111, 23 – 48.

118. Bernardo Mueller, A Multiprincipal, Multitask Model of Interest Group Competition: A Application to Land Reform Politics in Brazil, www. lacea. org/meeting2000 /BernardoMueller. PDF.

119. Bernheim, B. D. , and Whinston, M. D. "Common Agency", *Econometrica*, 4, 1986a: p923 – 942.

120. Bernheim, B. D. , and Whinston, M. D. , "Menu auctions, resource allocations and economic influence", *Quarterly Journal of Economics*, 1986b: p101: 1 – 31.

121. Bond, E. and Gresik, T. , "Rgulation of Multinational Firms with Two Active Govemments: A Common Agency Approaeh," Mimeo, 1993, Department of Eeonomics, Penn State University.

122. Boyce J. , "Putting Foxes in Charge of the Hen – House: The Political Economy of Harvest Quota Regulations," *Environmental & Resource Economics*, vol. 46 (4), 2010, p475 – 493.

123. Braverman, A. , and Stiglitz, J. , "Sharecropping and the Interlinking of Agrarian Markets", The *American Economic Review*, 72 (4), p695 – 715.

124. Calzolari & Pavon, "On the optimality of privacy insequential contracting", *Journal of Economic Theory*, 2008, p160 – 204.

125. Campbell, S. M. , A. Scott, R, M. Parker, L. Naccarella, J. S. Furler, D. Young, and P. M. Sivey. "Implementing Pay – for – Performance in Australian Primary Care: Lessons from the United Kingdom and the United States", *Medical Journal of Australia*, 2010, 193 (7), p 408 – 411.

126. Corts, K. S. . "The Strategic Effect of Vertical Market Structure: Common Agency and Divisionalization in the US Motion Picture Industry", *Journal of Economics & Management Strategy*, 2001, (10): 509 – 528.

127. David E. M. Sappington, Joseph E. Stiglitz, . "Privatization, information and incentives", *Journal of Policy Analysis and*

Management, 1987, 6 (4), p567 – 585.

128. Dixit, A. G.., Grossman, and E. Helpman, "Common Agency and Coordination: General Theory and Application to Government Policy – making,", 2000 *Journal of Political Economy*, Vol, 105, p. 752 – 769.

129. Dixit, A. K.. "The Making of Economic Policy: A Transaction – cost Politics Perspective". Cambridge, Mass, MIT Press. 1996. p272 – 297.

130. Dixit, A., "The Making of Economic Policy: A Transaction – cost Politics Perspective, 1996", The MIT Press.

131. Dixit, Avlnash. Power of incentives in Private Versus Public organizations. *Journal of Economic Behavior and organization*. May 1997, p 378 – 382.

132. Dye, R. A.: "Optimal Monitoring Policies in Agencies," *The Rand Journal of Economics*, 17, 1986, p339 – 350.

133. Ellis, R. P., and M. M. Miller, "Provider Payment Methods and Incentives", In: Carrin, G., K. Buse, H. K. Heggenhougen, and S. R. Quah (ed.), *Health Systems Policy*, *Finance and Organization*, Elsevier Science Publishers. 2009, p127 – 155.

134. Erik Lindqvist, "Privatization of Credence Goods: Theory and an Application to Residential Youth Care". *IFN Working Paper* No. 750. Research Institute of Industrial Economics. 2008, p112 – 143.

135. Folland S, Goodman A, Stano M. "Economics of Health and Health Care". New York: Prentice Hall, 2003. p12 – 23.

136. Fredrik Andersson and Henrik Jordahl, "Outsourcing Public Services: Ownership, Competition, Quality and Contracting". *IFN Working Paper* No. 874. 2011. P32 – 57.

137. Getzen, T. E. , and B. Allen, "Health Care Economics", *John Wiley & Sons Inc.* 2007. p154 – 167.

138. Graham Mallard, "Static Common Agency and Political Influence: An Evaluative Survey", *Journal of Economic Surveys*, 2012. p. 1 – 19.

139. Grossman, S. and O. Hart, "The costs and benefits of ownership: a theory of vertical and lateral integration". *Journal of Political Economy*, 94 (4), 1986. p691 – 719.

140. Grosskopf S. "Some Remarks on the Malmquist Productivity Index and Its Decomposition", *Journal of Productivity Analysis*, (20): 2003, p459 – 474.

141. Hart, O. and J. Moore, "Property rights and the nature of the firm". *Journal of Political Economy*, 98 (6), 1990. p1119 – 1158.

142. Hart, O. , Shleifer, S. and Vishny, R. W. , "The proper scope of government: Theory and an application to prisons". *Quarterly Journal of Economics* (112): 1997. p1127 – 1161.

143. Hartwick, John M. "Insuring and u (y) . " *Economics Letters*, 1999, 65 (2), p. 205 – 212.

144. Holmstrom, B. , Milgrom p. . "Multi – task Principal – Agent Analyses: Incentive Contracts, Asset Ownership, and Job Design". *Journal of Law, Economics, and Organizations*, 1991. p24 – 53.

145. Holod D, Lewis H F. "Resolving the deposit dilemma: a new DEA bank efficiency model", *Journal of Banking & Finance*, (35): 2011, p2801 – 2810.

146. Jegers, M. , K. Kesteloot, D. De Graeve, and W. Gilles, "A Typology for Provider Payment Systems in Health Care", *Health Policy*, 60 (3): 2002. p255 – 273.

147. Jewitt, I. : "Justifying the First – order Approach to Principal – Agent Problems," *Econometrica*, 56, 1988, 1177 – 1190.

148. Jonathan Levinw, Steven Tadelisz, "Contracting For Government Services: Theory and Evidence From U. S. Cities". *The Journal of Industrial Economics*, 58: 2010. p507 – 541.

149. Kao C. "Efficiency Measurement for Parallel Production Systems", *European Journal of Operational Research*, (96): 2009, p1107 – 1112.

150. Kao C, Hwang S N. "Efficiency Decomposition in Two – stage Date Envelopment Analysis: An Application to Non – life Insurance Companies in Taiwan", *European Journal of Operation Reseashes*, (185): 2008, p418 – 429.

151. Karen Eggleston, "Soft budget constraints and the property rights theory of ownership", *Economics Letters*, (100): 2008. 425 – 427.

152. KhalilF. , Martimort D. and Parigi B, "Monitoring a Common Ageney", working paper, 2004, University of Washington.

153. Kimball, Miles S. "Precautionary Savings in the Small and in the Large." *Econometrica*, 1990, 58 (1), pp. 53 – 73.

154. Lambert, R. A. : "Variance Investigation in Agency Settings," *Journal of Accounting Research*, 23, 1985, p633 – 647.

155. Laurent Franckx, Alessio D'Amatoy. "Environmental policy as a multi – task principal – agent problem". http://www. econ. kuleuven. be/ete/downloads/ete – wp – 2003 – 12. pdf.

156. Laurent Franckx, Alessio D'Amatoy, Isabelle Brose. "Multitask Rank Order Tournaments" http://www. eea – esem. com/papers/eea – esem/2004/1379/FranckxDAmatoBrose. pdf, 2004.

157. Laussel D. , Breton M. "Complements and substitutes in

common agency". *Ricerche Economiche*, 50, 1996, p325 – 345.

158. Levin J. and Tadelis S. , "Contracting for Government Services: Theory and Evidence from U. S. Cities," *Journal of Industrial Economics*, vol. 58 (3), 2010. p507 – 541.

159. Lewis, G. and P. Bajari, "Procurement contracting with time incentives: theory and evidence". *NBER Working Paper* No. 14855. National Bureau of Economic Research. 2010.

160. Liu Zimin, Zhang Xinzhu, Dan Yang. The Efficiency Evaluation of Out – of – Pocket Healthcare Expenditure in China: DEA – Tobit Analysis Based on Panel Data, *HealthMED*, 12, 2012, p111 – 119.

161. MacDonald, G. , Marx, L. , Adverse specialization. *Journal of Political Economy* 109, 2001. p864 – 899.

162. Martimort, D. "Exclusive Dealing, Common Agency, and Multiprincipals Incentive Theory", 1996, *The Rand Journal of Economics*, Vol, 27, No. 1, p. 1 – 31.

163. Martimort, D. and L. Stole, "Contractual Externalities and Common Agency Equilibria", 2003, IDEI Working Paper.

164. Martimort, D. and L. Stole, "The Revelation and Delegation Principles in Common Agency Games", 2002 *Econometrics*, Jul, 2002, p. 1659 – 1673.

165. Martimort, D. , "Multi – contracting mechanism design", in R. Blundell et al. (ed.), Advances in Economics and Econometrics, Cambridge University Press. 2006, p473 – 556.

166. Martimort, D. . "The multiprincipal nature of government. " *European Economic Review* 40: 1996, p673 – 685.

167. McCubbins, Mathew D. ; Noll, Roger G. and Weingast,

231

Barry R. "Administrative Procedures as Instruments of Political Control." *Journal of Law*, *Economics and Organization*, Fall, 3 (2), 1987 p. 243 – 277.

168. Martimort & Moreira, "Common agency and public good provision under asymmetric information" *Advances in Theoretical Economics* 5:, 2010, p159 – 213.

169. Meagher, Kieron and Arlene Chu, "Incomplete Contracts and Imperfect Competition: Public Private Partnerships", Presented at *Organizational Economics Workshop*, Sydney. 2007.

170. Miller S, Upadhyay M. "Total Factor Productivity and the Convergence Hypothesis, Journal of Macroeconomics", *Journal of Macroeconomics*, 2002 (24): p267 – 286.

171. Monteiro P. and Page F. , "Catalog competition and Nash equilibrium in nonlinear pricing games," *Economic Theory*, 2008. vol. 34 (3): p503 – 524.

172. OECD, 2009. "Government at a Glance 2009". OECD, Paris. p23 – 35.

173. Oh D H, Lee J D. A "metafrontier approach for measuring Malmquist productivity index", *Empirical Ecnomics*, (38): 2010, p 47 – 64.

174. O'Neill L, Rauner M, Heidenberger K, et al. "A Cross – national Comparison and Taxonomy of DEA – based Hospital Efficiency Studies". *Socio – economic Planning Sciences*, 2008, 42 (3): p158 – 167.

175. Robinson, J. C. , "Theory and Practice in the Design of Physician Payment Incentives". *Milbank Quarterly*, 79 (2): 2001. p149 – 177.

176. Rosenberg, M. A., and M. J. Browne. "The Impact of the Inpatient Prospective Payment System and Diagnosis – Related Groups: A Survey of the Literature". *North American Actuarial Journal*, 5 (4):, 2002, p84 –94.

177. Rosenthal, M. B., R. G. Frank, Z. Li, and A. M. Epstein, "Early Evidence with Pay – for Performance: From Concept to Practice". *Journal of American Medical Association*, 294: 2005. p1788 –1793.

178. Pavan & Calzolari, "Sequential contracting with multiple principals", *Journal of Economic Theory*, 144, 2009, p503 –531.

179. Poppo L, Zenger T. Formal contracts and relational governance function as substitutes or complements. *Strategic Management Journal*, Vol. 23 (8) 2002,: p707 –725.

180. Prat & Rustichini, "Sequential Common Agency", 1998, *working paper*.

181. Semenov, Aggey, . "Common agency with risk – averse agent," *Journal of Mathematical Economics*, vol. 46 (1), 2010 p38 –49.

182. Silverman, E. and Skinner J., "Medicare Upcoding and Hospital Ownership". *Journal of Health Economics*, 23 (2), 2004. p369 –389.

183. Sinclair – Desgagn'e, B., How to Restore Higher – Powered Incentives in Multitask Agencies, *Journal of Law, Economics and Organization*, V15, N2, 1999, p. 418 –433.

184. Sinclair – Desgagn'e, B., Incentives in Common Agency, CIRANO, *Scientific Series*, 2001s –66, 2001.

185. Sloan, F. A., Picone, G. A., Taylor, D. H., Chou,

S. Y. , "Hospital Ownership and Cost and Quality of Care: Is There a Dime's Worth of Difference? " *Journal of Health Economics* , 20 (1): 2001. p1 – 21.

186. Stole, L. , "Meehanism Design under Common Ageney", 1991, mimeo, University of Chicago.

187. Strausz, R. Collusion and Renegotiation in a Principal – Supervisor – Agent Relationship. *The Scandinavian Journal of Economics*, 99, 1997: p497 ~ 518.

188. Xiangting Hu, Guangliang Ye, 2013. "Optimal Partial Privatization with Information Asymmetry". Unpublished *Working Paper*: http://www. iss. u – tokyo. ac. jp/ ~ matsumur/G. pdf.

189. Yi, Wen Tsai, Chou Chuang Yi, Foung Huang Weng, Chu See Lai, Lin Yang Chung, and Fen Chen Pei, "The Effect of Changing Reimbursement Policies on Quality of Inpatient Care: From Fee – for – Service to Prospective Payment". *International Journal for Quality in Health Care*, 17 (5): 2005. p421 – 426.

190. Young, R. A. : "A Note on Economically Optimal Performance Evaluation and Control Systems: The Optimality of Two – Tailed Investigations," *Journal of Accounting Research*, 24, 1986, p231 – 240.